A chi ha lottato ma non è più qui con noi:

porteremo sempre avanti la vostra battaglia.

Il vostro ricordo è vivo

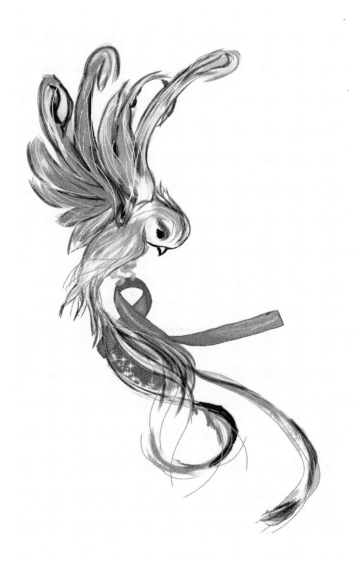

3

Lettera Di Ringraziamento

Cari Lettori e Care Lettrici,

Vorrei sinceramente ringraziarvi per aver acquistato il libro ed aver contribuito in questo modo alla Ricerca.
L'intero ricavato sarà devoluto in parti uguali ad **AIL** e **ADMO**.

In particolare, tramite **AIL** vogliamo devolvere il ricavato a **GIMEMA** (Gruppo Italiano Malattie Ematologiche dell'Adulto), un'associazione no-profit di Ricerca scientifica, e tramite **ADMO** vogliamo dedicare i fondi alle campagne di sensibilizzazione per la donazione di midollo osseo.

Per ulteriori informazioni vi invitiamo a visitare i siti:

__https://admo.it/__ *"Associazione Donatori di Midollo Osseo"*

__https://www.ail.it/__ *"AIL- associazione italiana contro le leucemie, linfomi e mieloma - ONLUS"*

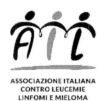

ASSOCIAZIONE ITALIANA
CONTRO LEUCEMIE
LINFOMI E MIELOMA

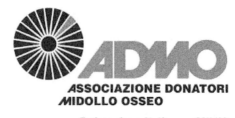

ASSOCIAZIONE DONATORI
MIDOLLO OSSEO

——— Federazione Italiana - ONLUS

Storie sul Linfoma

Introduzione

Questo libro nasce da un progetto di un gruppo di amici, che hanno combattuto o stanno combattendo il medesimo nemico: il Linfoma di Hodgkin.

Vi abbiamo raccolto le storie di chi ha affrontato il Linfoma, che spesso noi chiamiamo solo "Mr. Hodgkin".

Ci siamo concentrati su sensazioni, emozioni, paure e tutto ciò che ci è passato per la mente dal momento in cui ci siamo ritrovati sotto i ferri per la biopsia fino all'ultima goccia di chemio.

L'intento di questi racconti è quello di infondere speranza a chi legge, sia che stia affrontando la malattia in prima persona, sia che stia accompagnando il malato nel suo percorso.

Storie di vittorie, recidive, trapianti di midollo, ma anche di sola terapia di prima linea.

Non importa lo stadio o quante terapie si debbano affrontare, il nostro intento è quello di far capire che dal Linfoma di Hodgkin si può guarire.

Cos'è il Linfoma di Hodgkin?

Si spera che questo libro arrivi a più persone, anche a chi è totalmente estraneo alla vicenda, perciò è giusto spiegare di cosa si tratta.

Il Linfoma di Hodgkin è un tumore maligno del sistema linfatico, che ha origine dai linfonodi e dalle cellule linfoidi presenti in molti organi, nel sangue e nel midollo osseo, che costituiscono il nostro sistema immunitario.

Nello specifico le cellule colpite dal Linfoma di Hodgkin sono i linfociti B, un tipo di globuli bianchi.

I linfonodi, in particolare, sono "stazioni" nelle quali si trasporta la linfa, come dei checkpoint del sistema immunitario, e si presentano ingrossati ogni volta che vi sia in corso un'infezione o un'infiammazione.

Una particolarità, come spiega AIL, è che «la massa tumorale non è costituita dall'esclusivo accumulo di cellule patologiche, ma da una moltitudine di cellule infiammatorie normali fra le quali si osserva una piccola quota (2-3%) di cellule malate, dette anche di Reed-Sternberg o cellule di Hodgkin».

Questo subdolo nemico colpisce in particolar modo due fasce d'età: tra i 20 e i 30 (in particolare le ragazze) e gli over 70.

Dato che i linfonodi si trovano in tutto il corpo la malattia può manifestarsi a qualsiasi livello dell'organismo. Per questo si parte da un I stadio, che vede una sola zona colpita, da un II stadio se vi sono due o più aree colpite da un solo lato del diaframma, o da un III o IV stadio che sono i più avanzati e vedono colpite, sia sopra che sotto il diaframma, più aree con frequente coinvolgimento del midollo osseo, dello scheletro o di altri organi.

I linfonodi più spesso colpiti sono quelli sovraclaveari, ascellari, mediastinici, inguinali ed

13

addominali. Distinguiamo, inoltre, al di là dello stadio, la malattia asintomatica (A) e quella sintomatica, con la presenza dei cosiddetti sintomi B, vale a dire sudorazione notturna, febbre persistente e dimagrimento apparentemente immotivato.

Oltre a questi sintomi, che sono tipici del linfoma, si possono presentare sintomi legati alla localizzazione della malattia, ad esempio tosse secca, fiato corto, dolori ossei e rigonfiamenti visibili dei linfonodi superficiali (che sono indolenti e si ingrossano sempre di più, anziché sgonfiarsi come i normali linfonodi infiammati). Sono inoltre sintomi molto caratteristici e presenti anche nei pazienti altrimenti asintomatici prurito diffuso, stanchezza e malessere generale.

Come molte malattie del sangue, anche il Linfoma di Hodgkin ha cause ancora oggi sconosciute. È tuttavia probabile che in una percentuale di pazienti ci sia una correlazione con il virus Epstein-Barr che provoca la mononucleosi, ma non vi è alcuna certezza.

Il Linfoma di Hodgkin viene definita malattia piuttosto rara, perciò non sempre è facile riconoscerlo. L'iter diagnostico è uguale per tutti: esami ematologici, TAC, PET, biopsia.
Lo schema di riferimento in tutto il mondo è ABVD, trattamento polichemioterapico, comunemente chiamato "prima linea".
Se non dovesse risultare sufficiente a causa della resistenza alle cure o se si verificasse una recidiva dopo la fine del trattamento chemioterapico, si passerà a terapie di seconda ed eventualmente di terza linea, che prevedono non solo chemio più aggressive, ma anche l'uso di farmaci innovativi e mirati contro le cellule maligne, come gli anticorpi monoclonali (ad esempio Brentuximab e Nivolumab). Inevitabilmente, però, le cure di

seconda e terza linea prevedono il consolidamento finale con chemio intensiva in camera sterile seguita da trapianto di cellule staminali emopoietiche (cellule del sangue non ancora mature prodotte dal midollo osseo), che può essere trapianto autologo (al paziente vengono prelevate e poi reinfuse le proprie cellule) o allogenico (un donatore compatibile dona al paziente le proprie cellule staminali).

Questi trapianti sono pensati per essere un reset completo del sistema immunitario nei casi più ostici in cui è più difficile sbarazzarsi del linfoma. Grazie al trapianto moltissimi pazienti che altrimenti non avrebbero altre speranze riescono a guarire definitivamente.

Lo scopo ultimo del nostro libro è infine quello di sensibilizzare più persone possibili sull'importanza della Ricerca.

Se tutti noi abbiamo potuto raccontare le nostre storie è solo grazie agli incredibili sviluppi che l'Ematologia sta compiendo negli ultimi anni, con la sperimentazione di terapie sempre più moderne ed efficaci, che riescono a donare la guarigione anche a chi, fino a non molti anni fa, non avrebbe avuto più speranze.

Se al giorno d'oggi gli ematologi ci possono dire che ci è toccato uno dei tumori del sangue più guaribili, è proprio perché la Ricerca ci consente di avere un arco sempre più carico di frecce da poter scagliare contro questa malattia, arrivando a sconfiggerla per sempre nella maggior parte dei casi, ma ciò non è sempre stato scontato: è un risultato ottenuto grazie allo studio continuo e tenace dell'Oncoematologia, anche e soprattutto di quella italiana, al prezzo di tante e dolorose sconfitte nel corso degli anni. È anche per questo che ci mettiamo la faccia e vi raccontiamo di noi, nella speranza che le storie di vittoria e di guarigione siano sempre di più e che il

Linfoma di Hodgkin potrà essere considerato, un giorno non lontano, un male guaribile nel 100 % dei casi, senza lasciare indietro nessuno. Questa fiducia è concreta! Proprio perché ci crediamo, vi invitiamo a donare, perché il dono è la linfa della vita, ma per chi soffre di una malattia ematologica lo è proprio letteralmente: donate sangue, donate midollo osseo, sostenete le associazioni che promuovono la Ricerca e la sensibilizzazione.

In particolare, il nostro pensiero e ringraziamento va all'impegno dell'AIL (Associazione Italiana contro Leucemie, Linfomi e Mieloma) e dell'ADMO (Associazione Italiana Donatori di Midollo Osseo).

Per voi possono sembrare gesti piccoli e indolori, ma per tanti bambini, ragazzi e adulti racchiudono una speranza di Vita. Speranza che riassumiamo nelle parole del Prof. Mandelli, quando in un'intervista gli venne chiesto se pensasse di poter vivere, un giorno, in un mondo senza cancro: "Il cancro purtroppo ci sarà, ma io spero che arriverà un momento in cui la maggioranza dei pazienti sarà curata, come viene curato quello con la broncopolmonite o con la tonsillite".

Quel giorno, per il Linfoma di Hodgkin, è sempre più vicino.

Per tagliare il traguardo tutti insieme, però, abbiamo bisogno anche di voi!

Sii come fenice:

se qualcosa ti rende cenere...

Tu rinasci
ancor più splendente di prima!

Guarda alla meta, non guardare al momento, ma guarda a quello che sarà

"Ci sono prove che non si superano mai del tutto, alle quali si sopravvive malgrado tutto"

Guillaume Musso

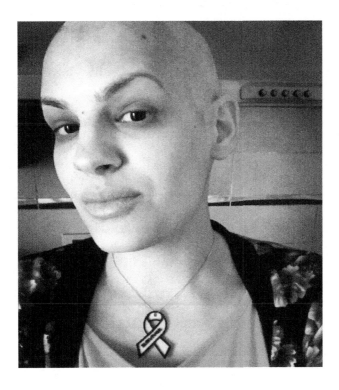

Luglio 2018. È in una calda giornata di luglio che la mia vita è cambiata: una tosse noiosa mi toglieva il sonno, mi torturava di   giorno.

Decido di andare dalla mia dottoressa pensando ad un semplice "colpo d'aria", ma lei mi guarda un po' preoccupata e mi ordina di fare una lastra al torace il prima possibile. Il giorno della lastra arriva, io entro serena, ma vedo i medici dubbiosi parlare tra loro.

Ed eccola lì, nel pannello di fronte a me, vedo una palla di 8 cm adagiata sul mio polmone.

Mi ricoverano per eseguire tutti gli esami del caso, per dare un nome e cognome alla palla che abitava dentro di me. Era Linfoma di Hodgkin, ecco le sue generalità.

Il mondo mi crolla addosso, c'è poco da fare.

Quando scopri di avere un tumore ti vedi già morta, non giriamoci intorno.

Pensavo ai miei figli, li vedevo crescere senza di me e mi disperavo. Le visite per la stadiazione diventano tante, alcune dolorose, ma necessarie.

Vinco un II stadio e inizio a capire di essere fortunata perché è un tumore che nell'80% dei casi si cura.

Mi sento privilegiata. Mi documento, studio il mio tumore e le sue cure, mi iscrivo ad un gruppo Facebook dove conosco tante persone che stanno vivendo le mie stesse paure, le mie stesse ansie, sanno cosa sto passando e mi capiscono, anche solo per un mal di testa. Questi gruppi sono necessari e, se vi trovate in una situazione simile, vi consiglio assolutamente di cercarli.

Iniziano le chemio, che si prolungano un po' perché come ogni cosa è tutto soggettivo e non tutti reagiamo allo stesso modo alle cure.

Non sto male, oltre alla stanchezza va tutto bene e continuo a sentirmi fortunata.

Le terapie, però, non danno i risultati sperati, purtroppo, quindi cambio passando ad una seconda linea. Eccoci finalmente alla PET pulita!

CHE SOGNO! CHE FELICITÀ! CHE LIBERAZIONE!

Questo meraviglioso senso di liberazione, ahimè, non dura a lungo.

Dopo poco tempo il linfoma torna, più incazzato di prima.

Che dire: è un'altra batosta, forse peggiore della prima.

Vi è un periodo che nel malato di cancro si potrebbe definire di "accettazione": può durare un giorno o due, oppure settimane, dipende dal proprio carattere. Nonostante ciò, è un passaggio necessario per tutti noi, per accettare la propria condizione, per capire che bisogna armarsi di pazienza, di buon umore e che vinceremo la battaglia.

Inizio le nuove terapie dopo varie peripezie e, di nuovo, la PET è pulita.

Vado, quindi, al trapianto di cellule staminali: un'esperienza particolare, difficile e a tratti da pazzi, ma la si può affrontare! Sono passati 4 mesi e la PET conferma la guarigione: ce l'ho fatta! La malattia mi ha portato anche cose positive: persone meravigliose, amicizie forti che si confermano, amicizie nuove, la mia famiglia che mi è sempre stata a fianco e senza la quale non avrei potuto far nulla.

Non sono mai riuscita a sfogarmi con gli altri, non voglio dare preoccupazioni a nessuno perché per quante persone si abbiano al proprio fianco, sono del parere che il cancro sia di chi ce l'ha.

Con questo libro vogliamo aiutare chi sta affrontando questo percorso, vogliamo sensibilizzare alla donazione per la Ricerca, per far diventare quell'80% un 100%.

Donate sangue, diventate donatori di midollo osseo e potreste salvare delle vite. Per me non c'è dono più prezioso.

La vita, è un dono prezioso.

Emanuela

I will survive

"And so you're back from outer space

[...]

Go on now, go, walk out the door, Just turn

around now, 'cause you're not welcome

anymore"

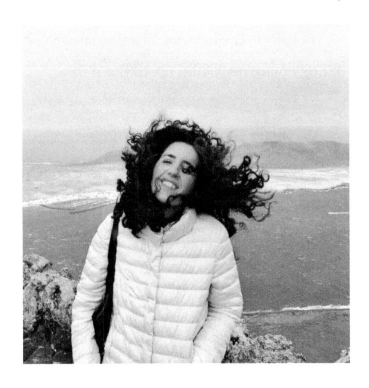

Questo è ciò che voglio urlare al mio linfoma che ha recidivato: «Io sopravviverò! E quindi sei tornato… ora vattene da quella porta perché non sei più il benvenuto!».

Chissà che un giorno, magari dopo due Negroni, io non la canti davvero pubblicamente!

Adesso torniamo un attimo indietro. Il momento più brutto della mia vita è stato quando, una gelida mattina di gennaio, fui svegliata dalla notizia che la mia cara zia aveva lasciato questa terra a causa di un tumore.

Il secondo momento peggiore della mia vita arrivò nell'attimo esatto in cui vidi negli occhi di mia madre il dolore e l'impotenza, quando capì di non poter in nessun modo estirpare il linfoma dal mio corpo per impiantarlo nel suo. «Poteva andare peggio, molto peggio», le dissi non appena uscite dall'ambulatorio dell'ematologo con la conferma di ciò che mi aspettava.

Da qualche anno convivevo, senza motivi oggettivi, con la brutta sensazione che prima o poi avrei dovuto affrontare una malattia "cazzuta".

Parallelamente ho sempre creduto che sarebbe stato più facile fronteggiarla in prima persona piuttosto che assistere alla sofferenza di una persona a me cara.

Beh, sono stata accontentata!

Ricordo come fosse ieri l'inizio di questa avventura. Era il 21 febbraio 2019. Io, Ste e Debby stavamo addentando una bella fetta di tiramisù al pistacchio e Debby ci stava raccontando che proprio in quei giorni una sua amica si era accorta di avere dei noduli gonfi sotto la mandibola, senza avere il coraggio di farseli controllare da un medico. Quasi inconsciamente mi accarezzai il collo e il sorriso sul mio viso si spense:

«Ragazze, voi non ci crederete, ma anche io mi sento il collo gonfio». «Ma va! Non iniziare anche tu! Sarai sicuramente suggestionata».

Una settimana dopo ero nello studio della mia dottoressa a farmi prescrivere un'ecografia ai linfonodi, che fino a quel momento non sapevo neppure cosa fossero o quale fosse la loro funzione.

«Potrebbe essere una semplice infiammazione, facciamo anche un prelievo per controllare mononucleosi, toxoplasmosi e citomegalovirus».

Non sapevo se gioire o meno quando ritirai gli esiti, completamente negativi. L'ecografista, invece, non fu dello stesso avviso e mi spedì dritta all'ospedale con un'impegnativa per TAC, RX torace e visita ematologica.

A che diamine sarebbe dovuta servire una radiografia al torace se la parte gonfia era il collo? L'avrei scoperto presto.

Il mio linfoma si era già impossessato di diverse stazioni linfonodali (quanto mi piace vantarmi di tutti i termini tecnici che ho imparato!), tra cui quella al mediastino, dove aveva formato una bella pallotta di circa 8 centimetri.

31

Questo particolare, la cosiddetta "massa bulky", mi garantì, oltre ai classici 6 cicli di ABVD (la chemioterapia di prima linea), anche 15 fantastiche sedute di radioterapia.

Fatta questa premessa semi-scientifica, veniamo al dunque.

Come in tutte le esperienze ciò che ritengo fondamentale, nel bene e nel male, è l'aspetto umano, ed è quello su cui vorrei concentrarmi in questo racconto.

Non so davvero come avrei potuto affrontare questa situazione senza l'aiuto di alcune persone che, ognuna a suo modo, hanno saputo rendere il mio fardello molto più leggero.

Il mio cuore, la mia roccia e il mio sostegno hanno un nome: Luca. Ho versato tante lacrime sul suo petto (eh sì, perché lui è 1.90, mentre io sono un nano da giardino) e lui mi ha sempre tenuta stretta, senza parlare ma facendomi sapere che mai sarei stata sola. In cambio della mia tristezza mi restituisce ogni giorno ironia e risate, dicendomi che, se non mi sbrigo a guarire, mi butterà nel cassonetto dell'umido! Mi conferì anche il soprannome "testa di kiwi", quando i miei poveri ricci non erano altro che una peluria grigiastra e disomogenea, ed io risi tantissimo, anche se, senza i miei amati capelli, mi sentivo come se mi avessero amputato un arto.

Credo fermamente che sdrammatizzare anche i risvolti più difficili della malattia sia fondamentale. Se avete accanto qualcuno che riesce a farvi spuntare un sorriso in mezzo al pianto, tenetevelo stretto!

"Mutti", è così che chiamo la mia mamma da quando alle superiori iniziai a studiare tedesco. Ancora adesso non riesco ad immaginare lo strazio che può provare una madre alla notizia che sua figlia abbia un tumore, anche se tra i più curabili.

Per questo motivo ho sempre cercato di essere forte davanti a lei, non volevo in nessun modo aumentare la pressione che già stava, e sta tuttora, subendo. «Mutti adesso sto male, ma domani starò già meglio!» la incoraggiavo. Tra i ricordi scolpiti nella mia mente nel periodo della diagnosi c'è senza dubbio il momento in cui, salite in macchina dopo aver ricevuto la conferma della mia malattia, mi disse «Guarda che puoi piangere, se vuoi» ed io crollai come un fiume in piena. Non riesco a spiegare a parole come e quanto lei mi stia accanto e mi aiuti pragmaticamente in qualsiasi mia necessità. Lei fa tutto ciò che farebbe una madre, ed anche di più. Mi portava le barrette Kinder in terapia, cosa non da poco.

Spesso, quando leggo esperienze altrui riguardanti varie patologie, mi imbatto in tristi considerazioni riguardo l'ambiente lavorativo: capi che storcono il naso davanti a richieste di permessi per visite o esami, colleghi poco collaborativi a coprire eventuali assenze o errori, dovuti in alcuni casi alla difficoltà a tornare operativi ed efficienti dopo le terapie. Posso dire con enorme sollievo e serenità che tutto questo non mi riguarda. Le persone con le quali ho la fortuna di lavorare sono diventate una seconda famiglia per me. Fin dalla prima diagnosi mi hanno dimostrato tutta l'empatia, la disponibilità e la comprensione di cui avevo bisogno per affrontare ciò che mi aspettava, senza temere di dover superare ulteriori ostacoli o peggio di rimetterci il posto di lavoro.

Capitolo amici: gioie e dolori. So che può sembrare assurdo, ma se qualcuno dovesse raccontarvi che durante la malattia alcune persone che riteneva amiche si sono letteralmente dileguate, credetegli. Tra queste, ho individuato due categorie: quelli a cui non frega un cavolo e quelli che semplicemente non sanno cosa dire per consolarvi, preferendo restare in un dubbio silenzio. Inutile dire che questi ultimi meritano il nostro perdono, mentre gli altri devono solo sperare di non avere mai bisogno della comprensione altrui (soprattutto della mia!). Meritano una menzione speciale anche i conoscenti che, pur avendo un vostro contatto diretto, non smetteranno di chiedere vostre notizie a terzi.

Ma veniamo alle gioie... Cosa vogliamo dire degli amici, quelli VERI? Quelli che ti accompagnano in viaggio ad Amsterdam prima dell'inizio delle terapie, quelli che non aspettano altro che tu finisca le chemio per poter bere una bottiglia di vino e mangiare sushi insieme, quelli che si presentano a casa tua la sera sbagliata trovandoti senza parrucca, con l'aspetto di uno zombie, ma non si spaventano? Quelli che, anche se vi vedete di rado, si ricordano quando sei in ospedale e ti mandano mille messaggi per sapere come stai? Quelli che ti accompagnano a fare le prove della maschera C- PAP in radioterapia e si spanciano dal ridere quando l'aria ti esce dalle guance facendo le pernacchie? Quelli che ti passano sottobanco prodotti miracolosi per la ricrescita dei capelli? L'insieme di tante piccole attenzioni crea una riserva di energia positiva a cui possiamo attingere ogni qualvolta ci sentiamo soli, stanchi e vicini alla sconfitta.

Anche le migliori amicizie, però, hanno un limite quando si parla di malattia. Ho sempre potuto fare affidamento sulle mie amiche quando avevo voglia di confidarmi o semplicemente sfogarmi, ma, come tutte le persone che non hanno dovuto affrontare la stessa traumatica esperienza, non potevano tranquillizzarmi riguardo gli effetti collaterali, o consigliarmi dove acquistare parrucca e turbanti, per fare un paio di esempi.

Fu così che, curiosando su Facebook, mi imbattei nel gruppo "Hodgkin Girls". Fin da subito le ragazze mi incoraggiarono con mille messaggi, fugando le mie paure degli esami, della perdita dei capelli, di tutti i vari acciacchi che si presentavano man mano, ma anche e soprattutto rispondendo alle mie domande prettamente femminili riguardo il ciclo, la fertilità, il make-up, la depilazione (ebbene sì, potreste essere così sfortunati da perdere completamente i capelli, ma non i peli delle gambe). Ho spesso ribadito che, se ho potuto fare a meno di un sostegno psicologico, è stato anche grazie a loro. «Dai, finita la TAC, vai a farti una bella colazione! Anzi, no, visto il tuo tatuaggio (un calice di vino) forse preferisci un aperitivo?». Così esordiva il tecnico di radioterapia, intento a marchiare ascelle e torace con quegli antipatici puntini bluastri. «Dentro l'aria, fuori l'aria, dentro l'aria, fuori l'aria... continua... io, intanto, ti racconto cosa mi è successo stamattina. Stavo scendendo dal pullman, quando il conducente ha chiuso la porta, pizzicandomi il braccio. L'orologio si è sganciato dal polso, il pullman è partito e me l'ha schiacciato!» il dottore che sta eseguendo la spirometria mi racconta ridendo le sue disavventure, distraendomi dai miei pensieri. Il sostegno di cui non avrei mai potuto fare a meno è quello dello staff medico ed infermieristico dell'ospedale Molinette di Torino. Questa non vuole essere una mera adulazione tipo ringraziamento di fine percorso, non fraintendetemi (anche perché dalla fine sono ancora un po', ma non troppo, lontana!). Ho sopportato attese lunghissime (spesso a digiuno!), sono stata convocata per visite nei giorni sbagliati o per fare esami che erano destinati, in realtà, ad altre persone. Tuttavia tutto questo è stato ampiamente compensato dall'umanità e dalla competenza dei medici, dal sorriso e dalle battute sempre pronte degli infermieri del Day Hospital di Ematologia. Ci vuole una marcia in più per lavorare a contatto con noi "sfigati", c'è poco da fare. A proposito di sfiga, come avrete capito, io sono in quel 20% di malati di Linfoma di Hodgkin interessati da una recidiva. Posso dire di aver toccato il cielo con un dito quando la PET di fine terapia risultò completamente pulita, credevo davvero che l'incubo fosse finito, di poter finalmente riprendere in mano la mia vita e ricominciare a progettare il mio futuro. Evidentemente, però, c'era ancora qualcosa da imparare da questa lezione, e così ho vinto qualche altro mese di ripetizioni.

Sono sempre stata una persona che ha bisogno di conoscere tutti gli scenari e le evoluzioni possibili di una determinata situazione. Qualcuno mi definirebbe una pessimista, ma sapere qual è la cosa peggiore che potrebbe capitarmi mi ha sempre aiutato a prepararmi all'urto. Proprio per questo motivo, dopo aver avuto la conferma della recidiva, ho cercato ulteriori informazioni da chi ci era già passato, unendomi al gruppo Facebook "Sconfiggiamo il Linfoma di Hodgkin". In poco tempo mi resi conto che, per quanto le percentuali dicano il contrario, una recidiva non è un'ipotesi così remota, e fa paura a chiunque, proprio come a me. Parliamo di tutto: dal disbrigo delle pratiche burocratiche, alle emozioni che questa condizione ci causa, ci confrontiamo sugli esiti degli esami, sulle nostre sensazioni e molto altro. Il supporto che personalmente traggo da questa strampalata squadra è enorme e questo progetto, a cui ho aderito fin da subito con entusiasmo, ne è la diretta conseguenza.

Ed infine c'è lei, la mia nonnina 93enne finta-sorda. Abbiamo cercato di risparmiarle la notizia durante la prima linea di terapia, nascondendole la malattia per non causarle un'altra preoccupazione dopo la perdita di mia zia. Non mi ha mai vista senza parrucca ed ho sempre provato a non far trapelare il minimo malessere, ma lei ha "mangiato la foglia", come si suol dire. «Ma Jlenia dovrà fare la chemio anche questa volta?» ha chiesto candidamente a mia mamma una mattina qualsiasi. La malattia spaventa, ti fa svegliare nel mezzo della notte chiedendoti che ne sarà di te, se ce la farai, ti mette di fronte alle tue paure, anche le più ridicole. Ti dà però anche la

41

possibilità di cambiare in meglio, se la sai cogliere, e di dare il giusto peso alle piccole difficoltà di tutti i giorni. Quando poi la tempesta sarà finalmente passata, saprai con certezza su chi contare: un tesoro inestimabile.

Jlenia

Cattiveria agonistica

"Non dar retta ai tuoi occhi e non credere a quello che vedi. Gli occhi vedono solo ciò che è limitato. Guarda col tuo intelletto, e scopri quello che conosci già, e allora imparerai come si vola" Richard Bach

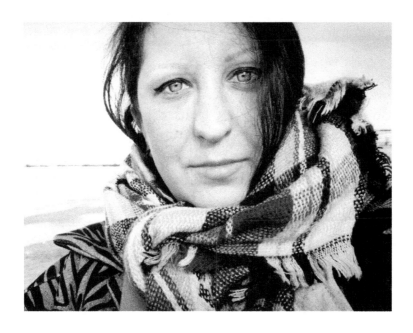

Ero in ospedale, ma nessun medico voleva dirmi per quale assurdo motivo mi trovassi lì. Ogni giorno di ricovero ero sempre più confusa, tutti erano molto vaghi ed il nome e cognome di ciò che mi affliggeva da mesi sembrava essere noto a tutti tranne che a me. Finché un giorno, finalmente, un medico mi disse: «Aspettiamo l'istologico, ma dovrebbe trattarsi di Linfoma di Hodgkin. Non ti preoccupare, si guarisce nell'80% dei casi perché la chemioterapia è efficace.».

Chemioterapia.

Tutto confuso, tutto nero, tutto buio e poi il blackout. Cosa ne sarà di me? Ho solo 32 anni ed ancora un sacco di cose da fare, posti da vedere, cose da imparare... e nel frattempo la mia nuova compagna di pensieri prese un nome: Paura.

Dopo essere stata presa in carico dal reparto Day Hospital di Ematologia, una bellissima dottoressa bionda dall'accento dell'est, con tono chiaro e deciso iniziò a spiegarmi tutto ciò che avrei dovuto sopportare e subire nei mesi a venire. Fu in quel momento che decisi che l'autocontrollo e la lucidità dovevano prevalere sulla paura.

Ricordo che, nonostante il COVID, dopo il colloquio con lei, un'infermiera, che fino a quel momento sembrava burbera e frettolosa, entrò nella mia stanza e mi abbracciò: «Dai Francesca, forza! Si supera, e quando avrai finito, fanculo gli ospedali, ci andremo a prendere un aperitivo insieme»

Così, in un giorno qualunque di luglio, mentre gli altri si apprestavano a farsi belli per uscire la sera, capii che la vita è un gioco imprevedibile, è scandito da eventi che determinano ciò che sei e ciò che sarai.

Già, perché non ero più quella di prima. La "Francesca" spensierata, allegra, impacciata, estroversa e pasticciona, aveva lasciato spazio ad una nuova persona che ancora doveva conoscersi. Giorno dopo giorno, questa nuova *me* attraversava momenti di sconforto totale, ma imparava a godere dei piccoli riti che fanno parte della quotidianità: svegliarsi, bere un caffè, il rumore della pioggia, un abbraccio.

E la paura?

Si trattò di trovare una chiave, un modo per gestire questo aspetto, ad esempio la prospettiva con la quale lo potevo guardare. Non quanto avrei potuto perdere, ma quanto ho avuto il dono di vivere, che non era scontato, men che mai dovuto. Non ero più la stessa, ma quel "di più" che avevo ricevuto in dono, trasformandomi, ampliandomi, aprendomi. Rendere grazie, insomma, per tutto ciò che nel suo trascorrere mi aveva donato un sentimento, compreso quello della perdita di me stessa e di tutte le certezze che davo per scontate.

Oggi, dopo sei lunghi mesi dalla fine delle terapie, dolorose sia fisicamente che psicologicamente, devo ricominciare da capo, perché la malattia è tornata a crescere dentro di me. Come dice il Prof. di Bologna, adesso devo tirare fuori una "cattiveria agonistica" per superare quest'altra difficile prova. Tutto questo, quindi, non mi impedirà di cercare nuovi modi per ricostruire la mia vita completamente rasa al suolo. Ricomincerò a studiare, a prendermi cura di me stessa, a divorare ogni secondo che mi è concesso. E forse, un giorno, tornerò anche a fidarmi di tutto ciò che mi circonda.

Ringrazio i medici e infermieri i quali mi danno speranza e forza ogni volta in cui sono presa a schiaffi dalla vita.

Grazie alla Medicina e alla Ricerca e alle molteplici terapie che permettono a tutti noi di poter ancora credere nel futuro.

Per tutte le volte che mia Madre nasconde gli occhi rossi dal pianto mentre sono sola in reparto.

Per tutte le volte che mio Padre trova le espressioni giuste mentre la commozione gli interrompe le parole.

Frensindi

La mia battaglia contro il linfoma

"Il cancro può portarmi via tutte
le mie capacità fisiche, ma non può
intaccare la mia mente, non può
intaccare il mio cuore e non può
intaccare la mia anima"

Jim Valvano

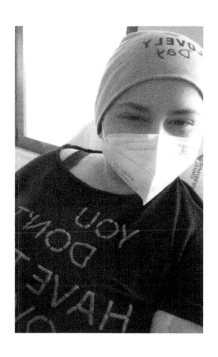

La mia battaglia contro il linfoma è iniziata il 7 dicembre 2020. Avevo appena finito di addobbare casa e decorare l'albero di Natale quando, intorno alle 15:00, iniziò a squillare il telefono. Ero distesa sul divano a vedere un bel film con le mie tre bambine. Non avevo molta voglia di rispondere, ma quando lessi il nome sul display non esitai. Era il mio medico.

Dottore: «Ciao Martina, come stai? Ho appena ricevuto il tuo esame istologico, ma stai tranquilla, risolveremo tutto. Ti ho preso un appuntamento per dopodomani con il Dottor X, però stai tranquilla. È Linfoma di Hodgkin, facciamo alcuni accertamenti e guarirai, ok?». Io rimasi in silenzio perchè non capivo proprio le sue parole, così chiesi solamente: «Dottore, ma che cos'è?» Lui, con tanta dolcezza, rispose: «Hanno analizzato la ciste asportata e le cellule sono compatibili con il Linfoma di Hodgkin. È un tumore che colpisce i linfonodi, ma stai tranquilla che guarirai sicuramente.» Ecco, al suono di quella parola il mio cuore si fermò e il cervello si spense. Guardavo fuori dalla finestra: il vuoto! Mentre lui continuava a tranquillizzarmi, i miei occhi si riempivano di lacrime, un nodo salì dallo stomaco e si fermò in gola. Alla fine della telefonata guardai subito le mie tre bambine che, tranquille, guardavano un film. In quel momento iniziai a provare un grande dolore e tanta paura.

Loro così piccole. Come potevo io, proprio io, avere un tumore? PERCHÈ A ME? Cosa avevo fatto di male? Dove avevo sbagliato? Le avrei viste diplomarsi? Avrei avuto la gioia di vedere la piccolina (di 2 anni) guidare? E la grande? La grande, di appena 7 anni, avrebbe potuto aiutare il padre senza di me? Ma soprattutto: quanto tempo mi restava, ancora?

La mia mente fu inondata da queste e molte altre domande. Trovai una scusa e andai in bagno; accesi la radio, mi buttai sotto la doccia e piansi tantissimo, fino a rimanere senza fiato.

51

Due giorni dopo andai all'appuntamento che il mio medico aveva programmato. Mi trovai davanti alla porta di Ematologia e fu terribile. Iniziai a pensare che forse era tutto vero. La mia mente viaggiava ed io ero sempre più confusa. Il medico mi visitò e mi spiegò tutto, ma la mia testa, al suono di quella terribile parola, si bloccò di nuovo e il resto fu solo brusìo.

Dopo alcuni giorni mi chiamò la dottoressa che mi avrebbe preso in cura. Una voce dolcissima che mi tranquillizzò subito, fino al giorno del nostro primo incontro. Quel giorno la mia mente era libera, avevo avuto del tempo per elaborare quello che stava accadendo e promisi a me stessa che questa volta avrei ascoltato con lucidità ogni singola parola, ma ero comunque sola con lei in quel piccolo ufficio. Inizialmente avevo capito che in quella ciste ci fossero sì delle cellule tumorali, ma benigne; ingannata dalla notizia che si potessero curare. Ad un tratto la dottoressa, mentre compilava la mia cartella, comprese il mio sguardo assente e mi chiese solamente: «Martina, hai capito perché sei qui?». Io farfugliai qualcosa di confuso e chiesi se potessimo ricominciare dall'inizio.

Mi sentii morire quando mi disse che il tumore era nel sangue e che colpiva i linfonodi. Sarei voluta scappare via, urlare, piangere, ma l'unica cosa che feci fu guardarla negli occhi e dirle: «Dottoressa, ho tre bambine piccole, l'ultima ha appena 2 anni» Lei, con empatia, mi spiegò che il Linfoma di Hodgkin è uno dei pochi tumori dal quale si può guarire.

Mi disse che avremmo subito fatto alcuni esami per capire a che stadio fosse e che avremmo iniziato subito con le terapie.

Uscii dall'ufficio piangendo e guardando mio marito con aria sfinita, impaurita e incredula. Volevo solo tornare a casa, abbracciare le mie figlie e dimenticare.

Arrivarono, poi, uno dietro l'altro i giorni in cui avevamo fissato insieme ai dottori la biopsia osteomidollare, la TAC e la PET. Quei giorni trascorsero, ma con gran fatica. Nel frattempo persi mio nonno materno. Giorni impossibili, ma ero decisa, non potevo morire! Avevo ancora molto da fare, molto da dare. Così promisi a mio nonno che avrei vinto questa battaglia anche per lui. Un dolore grande, immenso, che ti schiaccia e lascia senza respiro. Notti insonni passate a guardare le mie figlie, mentre piangevo e pregavo, perché la paura aveva preso il sopravvento.

La paura: il peggior nemico che non dà spazio a nulla, ma ti mangia dentro senza alcuna pietà.

Con il passare del tempo, dei giorni, dei mesi, la realtà è cambiata, IO sono cambiata. NON HO PAURA del linfoma, sto facendo le chemio e sto guarendo. Ad oggi mancano solo un'infusione e la radioterapia, poi potrò dire anche io di

AVER VINTO CONTRO IL CANCRO!

Martina

Un ricordo dal sapore dolceamaro

"Ma non crederai alla morte pur temendola, e la vita peserà di più sulla bilancia"

Nazim Hikmet

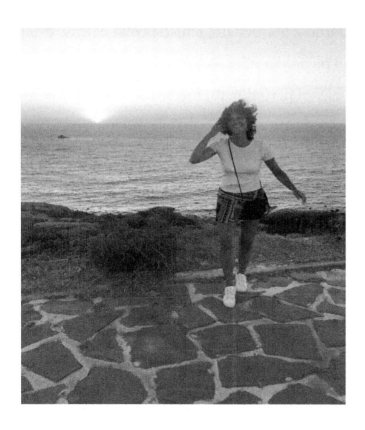

Ogni persona, nel corso della propria vita, riconosce almeno un prima e un dopo. Uno spartiacque che scinde due parti del proprio percorso, un fatto o un periodo che può essere di varia natura, ma che inesorabilmente ti fa dire "Indietro non si torna". Per me quel momento è arrivato il 29/01/2018, sotto le sembianze di Linfoma di Hodgkin. Come ogni scherzo del destino che si rispetti, si è presentato beffardo e inaspettato, e mi ha colta 22enne e neolaureata, nel pieno dei miei progetti per il futuro imminente, che avrei però dovuto mettere in pausa per 8 lunghi mesi. Tanto brutto quanto curabile, ho iniziato ad aggredirlo il giorno dopo la diagnosi, senza avere neppure il tempo di metabolizzare quella doccia fredda. Mi ricordo ancora la dolcezza e l'ironia della mia ematologa, che mi fece subito capire che la palla in mano a inizio partita ce l'avevamo noi, non il linfoma, perché la Ricerca ormai mi regalava il vantaggio della fiducia e della speranza di guarire davvero con una probabilità dell'80%. Lì per lì non realizzavo, perché, a 22 anni, ci metti un po' a interiorizzare per davvero il motivo per cui ti devono sparare una chemio in vena all'alba del giorno successivo ad una diagnosi del genere: non vuoi concepire alcuna alternativa alla vita, lo fai e basta, specie quando ti dicono, con delicatezza, ma con fermezza: «Iniziamo domani, non dobbiamo perdere tempo».

Eppure, a distanza di 3 anni, queste parole di fiducioso ottimismo ancora mi risuonano nelle orecchie, perché ho capito cosa vuol dire ospitare quel tipo di Male dentro il tuo corpo e soprattutto cosa vuol dire avere il privilegio, purtroppo ancora non del tutto scontato, di poter guarire e di poterlo raccontare. È ciò di cui sono più grata ogni mattina, non passa un giorno che non sia anche solo accarezzato da questo pensiero carico di energia, dolcezza e gratitudine.

Ora però non voglio parlarvi della paura, del dolore, degli effetti collaterali, del cambiamento del proprio corpo durante le cure... non perché non siano aspetti importanti, attenzione, ma perché vorrei approfittare per regalarvi ciò che per me, in questo percorso, è stato ancora più inaspettato del cancro stesso, ovvero quei piccoli, ma grandi risvolti che hanno costruito la mia crescita in quel periodo, come dei mattoncini, e che tuttora mi accompagnano nella mia splendida vita in remissione completa.

Vorrei regalarvi la gioia delle prime passeggiate per la città dopo i giorni di malessere post-chemio, perché in quei giorni il sole splende di più e il cielo è più azzurro, anche se le ossa fanno ancora male.

Vorrei regalarvi l'euforia dei primi bagni al mare durante e dopo le cure, con la muta da sub e la protezione 100 per non espormi al sole, perché proprio in quei momenti mi sono sentita viva e parte del mondo, anche se i polmoni e i muscoli non tenevano ancora il passo.

Vorrei regalarvi la dolce routine delle intere mattinate in ospedale con la mamma, fra l'agognata colazione post- prelievo a base di bombolone al cioccolato e i giri in libreria per tuffarsi in altri mondi fra una visita e l'altra, perché quei momenti mi hanno insegnato che anche la più sgradevole delle routine può essere resa un rituale di coccole e serenità, anche se sai che ti tocca una chemio il giorno dopo.

Vorrei regalarvi la spensieratezza delle prime birre alla fine della chemio con la mia migliore amica, perché ci sta racchiusa tutta l'allegria di una nuova vita che ti aspetta, anche se ancora non sai se la battaglia è davvero vinta.

Vorrei regalarvi l'incoscienza di una puntura di eparina accovacciata su una scogliera a picco sul mare, perché è lì che ti accorgi che niente ti può fermare e che la vita va avanti da sola, meravigliosa, mentre tu lotti, anche se il tuo corpo magro e stanco non ha più un centimetro di pelle da bucare.

Vorrei regalarvi le risate di una cena al ristorante indiano con gli amici, perché loro sono la forza che ti fa dimenticare di essere malata, anche se le mucose della bocca ti bruciano un sacco e stai mangiando ugualmente cibo piccantissimo.

Vorrei regalarvi l'emozione di provare per la prima volta turbanti di ogni colore e accorgersi che ti piaci anche così, perché questa prova ti insegna a volerti bene e riconoscerti in un'altra immagine di te, anche se hai tre peli in testa e all'inizio ciò sembrava traumatico.

Vorrei regalarvi il pianto liberatorio fuori dall'ospedale con la mia migliore amica subito dopo l'ultima infusione, ascoltando la canzone "La fine della chemio" tenendoci per mano, perché non esiste felicità più straripante di quella, anche se a malapena ti reggi in piedi e sai che i giorni dopo starai uno schifo.

Vorrei regalarvi i salti di gioia nella corsa fuori dal reparto di Radioterapia dopo l'ultima seduta, perché finalmente puoi dire "basta" e ricominciare una vita senza linfoma, anche se la stanchezza addosso è ancora tanta e hai paura di non riuscire a gestirla.

Vorrei regalarvi il sorriso smagliante dei miei nonni a ogni controllo andato bene, perché quello dei nonni è forse l'amore più tenero, anche se loro non danno troppo a vedere, ma sanno, sanno eccome e hanno sempre avuto più paura di te.

Vorrei regalarvi la commozione dell'ematologa nel vedere i miei ricci ribelli al follow-up dei 12 mesi, perché quei boccoli sono il simbolo della vita che spunta di nuovo, forte e testarda, e dopo un anno si può tirare un po' il fiato, anche se ancora la strada è fitta di controlli.

Vorrei regalarvi, infine, quella fiammella che mi ha sempre tenuto in vita durante quel periodo, e che tuttora custodisco, tenendola accesa nel mio cuore: l'ironia. Quell'ironia che non conosce tabù e restrizioni, che mi ha dato una sferzata di vita proprio quando la vita mi buttava giù.

Quell'ironia che mi ha fatto capire che niente può essere così serio e irrisolvibile finché riesci a riderci sopra, insieme alle persone che ti stanno accanto.

Quell'ironia che ha affrontato più volte il mostro a viso aperto, facendo finta che la paura non ci fosse, ma proprio nella consapevolezza che invece la paura c'era eccome ed andava sconfitta con il sorriso.

Quell'ironia che mi ha fatto ridere dei miei quattro peli da Spelacchio, dei miei occhi cerchiati di nero, dei miei neutrofili bassi, dei miei rincoglionimenti da codeina, del mio linfonodo sul collo chiamato Bill, della sfiga di ammalarmi proprio di venerdì 17.

Quell'ironia che ha accompagnato me e i miei affetti lungo tutto questo percorso, insegnandoci che quando non c'è niente da sorridere, allora è proprio lì che bisogna tirare fuori il sorriso. Non per incoscienza, non per menefreghismo, ma proprio perché ora la vita deve andare avanti con più carica di prima, perché finché c'è il sorriso nessun mostro può buttarti giù.

Proprio qualche giorno dopo la fine della chemio, scrivevo: "Chissà come sarà fra due venerdì, quando per la prima volta dopo mezzo anno non dovrò lottare col mio senso di nausea per presentarmi al Niguarda e sottopormi a quell'orrendo cocktail. Chissà com'è non avere la chemio fra due settimane, chissà com'è svegliarsi senza fare il calcolo di quanti giorni sereni ho a disposizione per fare tutto quello che mi piace e riprendermi un po' di vita, sentendo addosso la stanchezza rigenerante di una passeggiata anziché quella annichilente della cura, chissà come sarà realizzare che queste mucose che sento bruciare adesso e questi crampi alla pancia che non mi lasciano tregua sono gli ultimi che avrò, chissà com'è non dover prendere almeno una quindicina di medicinali al giorno fra punture, pastiglie e sciroppi. Non lo so com'è, perché ancora non riesco a realizzarlo". Ora invece, a distanza di 3 anni, lo so com'è. Ed è potente, rigenerante, bellissimo, tremendamente "normale" nella sua semplicità, ma proprio chi ci è passato sa quanto la normalità sia un dono speciale. Ed è questo che, infine, vorrei regalarvi e augurarvi, più di ogni altra cosa: di sperimentare l'ebrezza della vostra nuova vita sana e normale, dopo tanta paura e sofferenza. Perché oggi, nel 2021, si può. Perché oggi, nel 2021, dal Linfoma di Hodgkin si guarisce.

Emanuela

La Musica contro Mr. Hodgkin

"Il cancro - quando è arrivato - si è dovuto abituare alla mia vita da musicista, non sono stato io ad essermi adeguato a lui. Io ho messo le cose in chiaro fin da subito: se vieni con me, allora tu devi fare la mia vita"

Pau Donés, Jarabe De Palo

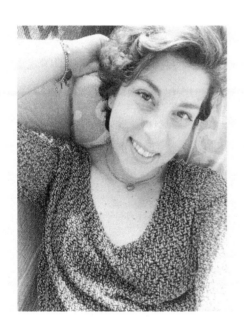

Quando sei giovane ti colori i capelli come vuoi, vivi alla giornata e non ti passa neanche per la testa di poter avere qualcosa che: «Massì, mica viene a me». Ecco.

Invece arriva.

In uno dei periodi più belli e stressanti della mia vita, la mia laurea, iniziai a sentire che qualcosa non andava.

Sì, forse sono una persona molto ansiosa e tachicardica, ma quella volta era diversa. Da sempre la musica fa parte del mio vivere: mio padre suonava il clarinetto e mia sorella, non avendo la vista, ha sviluppato un orecchio pazzesco a soli 5 anni ed adesso è pianista. Io volevo fare l'insegnante, poi scoprii anche io l'amore per la musica e perciò decisi di conciliare le due cose: Didattica della musica. Mai stata più felice di questa mia scelta e portavo avanti con orgoglio la scrittura della mia tesi del triennio. Non solo: 22 anni, un bimbo, un compagno, una casa. Ero così stanca arrivata a sera che i miei muscoli mi parlavano e dicevano: «Guarda, lasciaci qua sul divano, tu fai quello che vuoi». La mia mente, invece, totale blackout. Una tale confusione da non capire che i giramenti di testa ogni sera erano la conseguenza della "massa bulky" che comprimeva i polmoni e mi faceva perdere i sensi, la febbricola a 37 non era per lo stress ed il bozzo sul collo che non faceva male era un campanello d'allarme proprio perché indolente. Tuttavia niente, non ho mai mollato nulla in vita mia, perciò a luglio mi sono laureata. 104. Oggi penso che qualche divinità strana mi volesse avvisare.

Insomma, mi laureo insieme a Mr. Hodgkin. Mi ha dato appena il tempo di festeggiare di sera, in riva al mare, per poi portarmi, fra le lacrime e il dolore al fianco sinistro, al centro diagnostico. La diagnosi iniziale, quando andai qualche ora prima in guardia medica, fu: calcoli renali. State ridendo con me?

Al centro diagnostico, invece, il dottore me lo disse:

«Beh, guarda che tu non hai i calcoli renali». Se ci penso adesso rido e credo, spero, sia così per tutti: ripensare al proprio percorso e riderci su. Senza capirci granché, finisco ricoverata in ospedale per un mese. UN MESE.

Vi racconto una cosa divertente che, in quel periodo di solitudine ed angoscia, mi fece piangere tantissimo: era settembre 2019, ovviamente cercavo i sintomi vari su Google dopo aver iniziato a sudare tutte le notti, avere tosse da fumatrice incallita ed essere dimagrita al limite delle top model. (Ammetto che ero contenta della mia 38 prima di scoprire il maledetto). L'unico sintomo che non compariva era il prurito, perciò mi dissi che forse un po' di speranza l'avevo.

E invece arrivò anche quello! Ora, la parte divertente è che la settimana in cui era programmata la mia biopsia, la sala operatoria era infestata di zanzare! Ebbene sì, signori. Zanzare. Allora mi dicevo che probabilmente era colpa loro se mi grattavo così tanto. Ad oggi ammetto che non ho ancora capito chi fosse il colpevole che mi ha lasciato i segni sulle braccia. Quando, finalmente, vedo la luce del sole e posso tornare a casa, arriva questa benedetta (o maledetta, come volete) diagnosi.

Non ho pianto, ma avrei voluto.

Penso che piangere e sfogarsi sia una delle cose più belle che possano esistere.

Io non ci riuscii.

Forse, in cuor mio ero già rassegnata a dover stringere la mano di questo mostro.

Con me c'erano il mio compagno e mia suocera, lo ricordo benissimo. Incontrai lo stesso giorno la mia ematologa che mi spiegò tutto il percorso da affrontare e che avrei perso i capelli.

Avevo i capelli rossi, li adoravo.

Quando uscii dal reparto scoppiai a piangere, finalmente. Fu tanto liberatorio. E non era tanto per i capelli. O forse, all'inizio, sì.

69

Così, dopo quel bellissimo sfogo e l'abbraccio materno, che sapeva di sicurezza e vittoria, della mia ematologa, decisi che invece io volevo i foulard. Che da lì in poi i capelli non mi interessavano più. Che io ero forte, determinata. Che in realtà lo ero sempre stata, ma quella volta dovevo esserlo un po' di più. In questo modo ho cominciato ad esorcizzare il dolore, sostituendolo con l'ironia: scherzavo sulla mia testa pelata, mi divertivo a mettere i foulard glitterati, iniziavo a mangiare di nuovo schifezze dopo mesi di inappetenza e ne andavo orgogliosa.

Sì, qualche volta mi è capitato di portare dolci alla ricotta in ospedale e guardare le facce sbigottite degli infermieri che si chiedevano se avrei poi rigettato tutto. Vi dirò: non si rigettano mai i dolci! E se vi capita, fatevi dare un antiemetico, così potrete ricominciare a mangiarli! Vi potrebbe capitare anche di odiare alcuni cibi, ad esempio a me è successo con il panino al salame. Tutt'ora se ci penso ho la nausea. In questo caso si tratta di nausea psicologica, quella che ci condiziona maggiormente durante le terapie: l'odore dei farmaci, la fisiologica, i disinfettanti... Tutto è associato alla malattia.

A volte rimane la sensazione di sentire ancora quel saporaccio amaro in bocca nonostante le chemio siano finite da tempo. Allora ci si accorge che sì, è finita, ma non completamente, che si rimane talmente scottati da questa esperienza, che si diventa quasi ipocondriaci. Ci si allarma per ogni situazione, per ogni minimo sintomo che possa essere riconducibile al linfoma, ad una possibile recidiva. Impariamo tuttavia a convivere e sopravvivere come meglio si può, cercando di non dimenticare mai che la vita è un'opportunità e va sfruttata al meglio, anche se il bozzo sul collo ci accompagna anche in remissione e ogni volta che lo sentiamo sotto le dita ci riporta indietro nel tempo, a quei giorni nei quali il malessere era la prima cosa che ci svegliava e l'ultima che ci dava la buonanotte. Nonostante la pesantezza di dover affrontare il protocollo FIL ROUGE (che non sto qui a spiegare, tanto esiste Google), non ho mai perso la speranza. Non mi sono mai tirata indietro, neanche quando la PET dopo il IV ciclo era negativa e mi chiedevo perché dovessi resistere ancora se non vi era più traccia di Hodgkin.

Questo, forse, fu l'unico momento in cui vacillai un po'. Il momento in cui provai felicità immensa e allo stesso tempo delusione, perché il solo pensiero di dover fare altre quattro infusioni mi faceva paura.

Dovetti fare 6 cicli in 4 mesi. Furono così intensi che non ebbi il tempo di piangere se non quando iniziai e quando finii la terapia: ricordo ancora il mio compagno che mi vide con gli occhi lucidi, mi chiese perché stessi piangendo e io non sapevo cosa rispondere. Non sapevo perché avessi voglia di piangere. Ne sentivo solo il bisogno.

Il giorno della fine la mia ematologa mi disse: «Hai visto? Oggi togli il picchio!» (Si riferiva al PICC). Mi abbracciò e mi ricordai che come tutto era cominciato, allo stesso modo era finito. Allora, il suo abbraccio sapeva davvero di vittoria. Quello stesso giorno abbracciai mia madre, mio padre e mia sorella. Quell'abbraccio, invece, sapeva di casa. Poi abbracciai Francesco e Daniel, e quell'abbraccio sapeva di amore. L'unico posto dove sarei voluta rimanere per sempre.

Ultima cosa, ma non meno importante, abbracciai il sifone della doccia. Dopo 4 mesi di PICC e copri-PICC, fare una doccia "normale" sembrava la cosa più bella del mondo.

Vi assicuro che è una sensazione bellissima.

Ho sempre offerto il mio braccio agli infermieri per fare sei prelievi al mese; all'OSS per pulire il PICC; a mia suocera per le punture di Accofil; ai miei genitori che nascondevano il dolore e il loro essere inermi di fronte a qualcosa più grande di loro; alle mie amiche e ai colleghi che mi tiravano su il morale; al mio compagno che mi ha sorretta e tenuto il cappellino quando, dopo aver resistito cinque cicli, ho rigettato e lui subito dopo mi ha portato una Coca Cola; a mio figlio che non mi ha guardata mai con occhi diversi, nonostante avessi perso i capelli e a volte non riuscissi a prenderlo in braccio. La terapia mi ha lasciato delle cicatrici e dei segni fisici, che porto come trofei, e nell'anima, perché un percorso così non lo si dimentica mai. Lo si può accantonare, lasciare in un angolino. Ma è lì che rimarrà. Insieme all'ansia prima di ogni controllo di follow up.

Ho capito quali persone voglio avere accanto. A volte succede che quando si ha una malattia, si capisca subito chi bisogna tenere nel cuore e chi, invece, non merita di avere un posto.

Si dice che la malattia è di chi l'ha, non di chi ci sta accanto.

Eppure si cerca comunque un appiglio, uno spiraglio, una luce, qualcuno che ci faccia uscire dal tunnel buio in cui pensiamo di trovarci, una speranza. La speranza può essere qualcuno, qualcosa, un cocktail di farmaci, una crema per le mani gonfie, una bottiglia di aranciata per la nausea, la gioia di un'ecografia, una PET o una TAC andate bene, una persona importante che ci tende la mano. Può avere luogo nelle piccole cose: il caffè la mattina e la colazione anche se è il giorno della terapia; i discorsi con le amiche che ti fanno sorridere e pensare che è rimasta un briciolo di normalità in tutto quel caos; il bacio di tuo figlio che ti accoglie ad ogni fine giornata di terapia a braccia aperte e, anche se il tuo viso è stanco, smunto, pallido, per lui sarai sempre la più bella. Sei la persona che vuole accanto più di ogni altra. E allora, la gioia e la speranza si trovano in quell'abbraccio immenso mentre si dorme insieme sperando di rivedervi il giorno dopo, il mese dopo, al suo 18°, al suo matrimonio.

Queste sono le cose che auguro a tutti voi che combattete e, se ne avete voglia, spaccate qualcosa; se volete ridere, fatelo a crepapelle; se volete continuare la vostra normale vita,   lavorare e studiare, fatelo. Chi si aggrappa così forte alla vita, tanto da voler quasi fisicamente stritolare il mostro che alberga dentro, tutto ciò che desidera è riavere la sua noiosa e prevedibile quotidianità.

Io avevo bisogno di sentirmi normale e dunque feci del conservatorio il mio sfogo, perché solo varcare i tornelli mi faceva sentire quello che volevo essere; la musica divenne la mia maestra: lo era già da prima, ma quando ebbi difficoltà a respirare, a concentrarmi, a muovere le mani perché intossicate, c'era lei.

Lei mi insegnò di nuovo a cantare, a scrivere le note, a riprendere la chitarra in mano.

Chi affronta un percorso così in salita lo capisce bene: non bisogna mai abbandonare quello per cui si vive. Anzi, se il nemico butta giù il nostro castello di mattoni, noi ne costruiamo uno di ferro. Pezzetto dopo pezzetto. Sempre più forte e inespugnabile.

Auguro ad ognuno di noi di trovare sempre la colonna sonora che accompagni la nostra vita, che sia sempre la nostra canzone preferita e, soprattutto, di diventare i direttori della nostra orchestra.

Martina

Un viaggio con un bagaglio pieno

*"Been caught up in a hurricane
Been down to the hell and back again for July"*

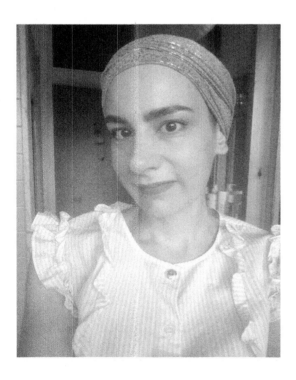

Con questo racconto vorrei darvi un pezzo del mio cuore, una parte di me, sperando di dare luce e speranza a chi ne ha bisogno.

Non ho un percorso facile. Mi hanno diagnosticato il Linfoma di Hodgkin 18 mesi fa. Ho fallito la prima e la seconda linea di terapia ed ora sono in cura per recidiva.

Dovrò fare il trapianto allogenico.

Sì, il mio viaggio verso la guarigione dura da un po'… e sì, il mio bagaglio è pieno. È un bagaglio che, quando lo si apre, si scopre lentamente tutto quello che c'è dentro, passo dopo passo, giorno dopo giorno, attimo dopo attimo.

È pieno di gioia e colori, un amore infinito, sussurri, piccoli segreti, lunghi racconti di favole della buonanotte, baci e carezze, sorrisi e solletichi, canti e balli; pieno di attimi che vorrei non finissero mai.

È un'emozione così grande da toglierti il respiro. Una forza indescrivibile che ti dà un paio di stampelle invisibili nei momenti in cui ti senti fragile ed incapace di alzarti dal letto.

Un Amore così immenso che ti fa dimenticare dei dolori e del malessere: un piccolo grande essere che ha bisogno di te ed avrà sempre bisogno di te.

Una voce dolce e tenera che ti chiama nel cuore della notte.

Tu, che hai solo sei anni e mezzo e che sei così divertente, pieno di vitalità; tu, che sei così curioso e dici di voler diventare uno scienziato meccanico. Ed io ci sarò e sconfiggerò questo mostro, perché vorrei vederti crescere. Ti dico grazie, grazie di esistere. Tu che mi dai la forza di fare il passo successivo, di guardare avanti.

È pieno dell'affetto e dell'Amore del mio compagno che non mi lascia mai cadere, che mi guarda negli occhi e con un suo sguardo mi fa capire che ho tutta la forza del mondo per affrontare questo percorso; che mi tiene la mano e quando mi va di piangere nel pieno della notte asciuga le mie lacrime.

La persona che mi sta vicino per davvero, nel bene e nel male.

La persona che mi incoraggia e mi sprona e mi dice che affrontiamo tutto e ne usciremo insieme da questo male... ed io ci credo!

È nel mio cuore sempre, nello stesso posto dove custodirò sempre la sua famiglia, a cui sarò sempre grata per la loro sincera vicinanza e benevolenza.

È pieno della forza ed Amore della mia famiglia: mia Mamma che mi ascolta giorno dopo giorno; mia Mamma che è una forza della natura; mia Mamma che nel giorno della diagnosi mi ha guardato negli occhi con lo sguardo feroce di una leonessa e mi ha imposto in tono deciso: «Ascoltami bene, tu guarirai». Poche parole, ma dette con un certo peso. Le ho incise nel mio cuore.

La Mamma che spedisce i pacchi dall'Ungheria con i miei dolci preferiti, perché non posso vederli da più di un anno causa Covid.

Papà che usa lo stesso tono rassicurante come quando ero una bambina.

I miei fratelli e mia sorella che mi rasserenano e mi fanno ricordare quando eravamo piccoli e spensierati. Se tutto va bene, uno di loro mi donerà il midollo, dandomi la possibilità di guarire e sconfiggere questo mostro per sempre. Così saremo ancora più legati.

Un gesto dolce e innocente della mia nipotina di soli 13 anni, che ha offerto di donare i suoi lunghi capelli biondi dorati per la mia parrucca.

È pieno delle risate a crepapelle durante la notte quando non riesci a dormire. Risate che fai con persone 'sconosciute', cioè persone che non conosci personalmente, ma con le quali hai un legame particolare: un gruppo su Telegram chiamato 'L factor'. Ecco, siamo proprio un gruppo di supporto di persone che condividono lo stesso male, ma anche lo stesso bene, il bene che ci vogliamo. Il gruppo da dove è partita questa meravigliosa iniziativa di raccogliere le nostre storie ed essere di aiuto per altre persone.

È pieno di parole e messaggi rassicuranti che non sono solo parole, ma atti e gesti di vero Amore, sostegno e di prezioso aiuto. Parlo dei miei Amici.

Amici con la A maiuscola. Amici storici e nuovi. Persone con vero cuore e con un'anima gentile. Gentile ad ascoltarti quando prima di addormentarti hai paura del male, hai paura di non farcela e devi sfogarti. Un'Amica in particolare che dopo averti ascoltato ti incoraggia e ti rassicura ed è capace anche di farti ridere.

Amici che ti cercano ogni giorno, persone che non hanno mai sentito nominare prima la parola "linfoma" e magari prima si impressionavano anche solo alla vista di un ago, ma dentro sono così forti che puoi raccontare tutto, per filo e per segno degli interventi, trattamenti, dolori e malesseri. Amici con cui pianifichi un viaggio a Parigi appena guarisci. Amici che ti aiutano a scoprire che sai disegnare e ti senti una persona più ricca.

Il mio bagaglio è pieno di vita e di colori stupendi, pieno della voglia di vivere, di creare, di disegnare, di sentire i profumi, sentire il sole che ti riscalda, sentire il vento che ti spettina i capelli nuovi che crescono sbarazzini e ricci, sentire la pioggia, i lampi ed i tuoni che hanno una vera potenza che solo la natura può creare.

Sentire il profumo di un dolce appena sfornato, il profumo dei fichi che hai raccolto durante le vacanze.

Sentire i sassi sotto i piedi al mare e sentirti VIVA.

Il mio bagaglio pieno è un inno alla vita che nessuna malattia o veleno potrà mai togliere!

Rita

Addio, Signor Hodgkin

"Un guerriero non può abbassare la testa, altrimenti perde di vista l'orizzonte dei suoi sogni"

Paulo Coelho

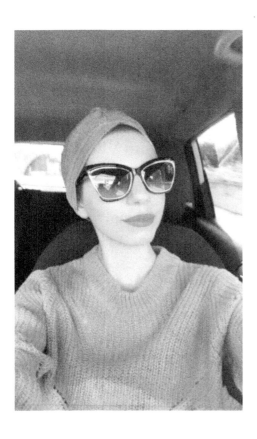

Mi chiamo Simona, ho 29 anni e non sono una ragazza come tutte le altre, perché da circa un anno ho perso la mia spensieratezza. Tutto è iniziato il 9 aprile: quella mattina, mentre mi specchiavo (ero molto vanitosa) notai un linfonodo gonfio al collo. Sola, a 970 km dai miei affetti più cari e nel bel mezzo della pandemia, mi sono recata al pronto soccorso. Tra un'ecografia, una TAC ed i prelievi, capii che c'era qualcosa che non andava, così iniziai a preparare le valigie e a fare di tutto per avere un'autocertificazione per rientrare a casa. Fu così che mio fratello mi raggiunse e partimmo per Napoli. Il 27 aprile la diagnosi: sospetto linfoma. Un vuoto incredibile, di quel giorno ricordo solo le lacrime di mia mamma e le mille telefonate alle quali non rispondevo, ero frastornata! Tante volte in quei mesi ho pensato: «Ho un tumore… non posso avere un tumore a 28 anni. Succede agli altri, non può succedere a me». Cosa avevo fatto di male per meritarlo? Organizzare tutte le visite e sentir parlare per la prima volta di chemio mi ha fatto provare paura. Cosa farò? Morirò? La ricerca di un buon ematologo, dopo aver consultato vari dottori in vari ospedali, mi esasperava! Finalmente mi parlarono di uno specialista, un professore, un dottore esperto in linfomi, il Prof. P., che è stato il mio angelo. Non so come, a differenza degli altri, mi sono fidata ciecamente di lui e così, da un giorno all'altro, ho iniziato le terapie. Ho dovuto tirar fuori tutte le forze che avevo per poter dire alle persone che amavo del tumore e per cercare di far pesare il meno possibile la mia malattia. Alla resa dei conti il tumore mi ha tolto molto e mi ha regalato altrettanto: tutte le ragazze che ho conosciuto. Carmela, che è il mio angelo. Federica, la mia amica di percorso: abbiamo iniziato insieme e mi teneva compagnia, super positiva, faceva chemioterapia con una naturalezza, come se stesse facendo un aperitivo, mangiava sempre! Alessandra, Pina, Vale, Nunzia e le ragazze del gruppo Facebook e WhatsApp; gli infermieri, i dottori, una psicologa dolcissima. Alla fine 'sto bastardo maledetto mi ha messa davanti a realtà che non conoscevo e che non volevo neanche conoscere e mi ha resa ipocondriaca. Tuttavia è grazie a lui che ho incontrato queste persone speciali con cui ho potuto condividere la mia battaglia, alleggerendola un po', permettendomi così di capire che la vita è bella, è un dono, cercando di cogliere ogni cosa bella, perché è inutile sprecare tempo prezioso arrabbiandosi inutilmente. Mi ha tolto tanto, ma sicuramente mi ha dato di più. Passavano i giorni, i capelli cadevano fino a quando li ho rasati: è stata una delle cose più brutte da poter accettare. Mi vedevo troppo diversa dalla Simona che ero prima e quindi decisi di acquistare una parrucca. Quel giorno così doloroso mi fecero compagnia mia sorella e la mia parrucchiera Stella. Ricordo che erano molto attente a scegliere con cura la parrucca più naturale possibile e, dopo vari tentativi, trovai quella giusta. In quel periodo cercavo di specchiarmi il meno

89

possibile, le occhiaie aumentavano, il mio corpo deperiva sempre di più . Ho avuto l'ansia di non guarire, ma finalmente la PET di controllo diede esito negativo. Incredula. Ho avuto paura, tanta paura. L'uniche mie certezze sono state le persone che mi hanno sempre ripetuto «Meglio il linfoma che altro» ed è vero. Ho poi capito che c'era gente che stava peggio di me, a cui la vita non aveva dato la possibilità di curarsi. La chemio mi ha massacrata, mi sono sentita tante volte debole, ricordo che non mangiavo e non bevevo, stavo male. È stato un viaggio negli inferi. Le ultime infusioni le ricordo attaccata al WC, io, le nausee e mio padre a casa con le siringhe di Plasil. Quante volte mi sono chiesta perché un essere umano debba stare così male, perché esistano queste malattie. Vivo in una città molto inquinata e probabilmente tutte queste patologie sono la conseguenza dei rifiuti tossici sotterrati nella nostra terra. Credo però che ci sia stato qualcuno a sostenermi dall'alto, ne sono convinta. Finalmente arrivò il 26 agosto, data dell'ultima chemioterapia.

Mi ero recata tutta carina a fare la terapia: quel liquido maledetto scorreva lentamente, ed io non vedevo l'ora di scappare via (avevo vomitato tante volte durante l'infusione), ero stanca ed esausta, ma all'improvviso vidi l'infermiere arrivare, esclamò: «Iossa hai finito, mica vuoi restare qui! Buona vita!». Io presi la borsa e scappai, con gli occhi pieni di lacrime, mi recai in auto mio papà. Al ritorno avevamo entrambi una spensieratezza, come se avessimo svuotato un sacco pesante, avevo il cuore pieno di gioia. Ad ottobre iniziai la radioterapia, che per me fu un trauma: ogni volta che mi bloccavano su quel lettino, pensavo alle cose belle che avrei fatto dopo la mia guarigione, ai viaggi, al mare, pensavo che ero quasi al termine e che il peggio era passato. Finalmente arrivò gennaio 2021, ultima PET, quella decisiva. Furono le ore più lunghe della mia vita.

Avevo paura, ma questa volta più delle altre volte. Distesa su quel lettino, mentre il macchinario analizzava ogni mia singola parte del corpo, volevo un sedativo. Ero esausta, l'ansia mi aveva recato dei dolori addominali, tremavo come una foglia. Finalmente arrivò l'esito: PET negativa. Ho pianto di gioia per l'ennesima volta, ho capito che dono meraviglioso siano la vita e la salute, che a volte in passato mi sono lamentata per cose banali. Il linfoma mi ha tolto molto, ma mi ha donato anche tanto. Ora è iniziata la mia seconda vita, sicuramente più bella della prima. Ho da poco avuto il mio primo controllo e fortunatamente la remissione continua. Un ringraziamento speciale a tutte le persone che mi sono state accanto, a tutti i gruppi, ma soprattutto ad AIL che, nonostante la pandemia, ha continuato la Ricerca per noi malati ematologici, facendo in modo che la speranza che è stata data a me venga data a molti altri.

La Ricerca, i tumori del sangue e i malati non vanno in standby, nemmeno in questo periodo.

Grazie AIL.

Simona

Io e Hodgkin

"Le anime più forti sono quelle temprate dalla sofferenza. I caratteri più solidi sono cosparsi di cicatrici"

Khalil Gibran

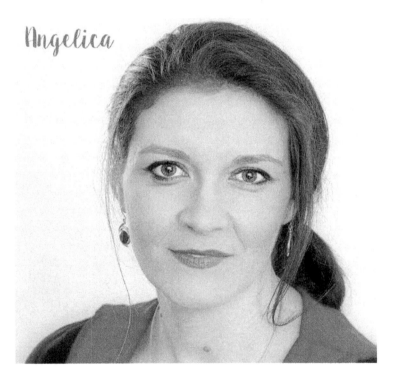

La mia storia con il Linfoma di Hodgkin (detto anche "L'Infame" nel gruppo social che raccoglie i Linfoamici) comincia una domenica di dicembre del 2010, il giorno 12.

Durante una chiacchierata una parente mi chiese come mai, mentre parlavo, mi si gonfiasse il collo. Mi stupii rispetto a questa affermazione, che mi sembrò strana e priva di fondamento. Tornata a casa, di fronte allo specchio, ispezionai con attenzione il collo. La zia aveva ragione: all'altezza della clavicola sinistra c'era una "pallina".

Come era possibile non averla mai notata, pur lavando il viso, come è ovvio, tutti i giorni?

L'indomani mattina l'espressione improvvisamente diventata seria del mio medico di famiglia mi mise davanti ad un dato di fatto: non si trattava di una sciocchezza. Mi consigliò di sentire subito un ematologo, il dottor N. C., allora primario di Ematologia dell'Ospedale Moscati di Avellino. Il 15 Dicembre il dottor C. mi ricevette nel suo studio. Mi tastò il collo, mi diede un buffetto sulla guancia e mi preannunciò che si trattava di una patologia dei linfonodi. Avevo 29 anni. L'Infame era in casa mia, ospite indesiderato.

Il ricordo, lucido, delle mie ginocchia cedere appena usciti dallo studio medico, delle lacrime di mio padre rientrando a casa, del silenzio gelido e attonito di mia madre. Un'improvvisa bolla mi avvolse. Cosa mi sarebbe aspettato?

Poco meno di un anno e mezzo prima avevo intrapreso la strada dell'attività lavorativa in proprio. Ero piena di buoni propositi e di sogni per il futuro.

Da quel dicembre 2010 i miei progetti di vita dovettero forzatamente condividere i loro spazi con una malattia rivelatasi al III stadio, ma assolutamente asintomatica se non per un dolore lombare che si presentava, puntuale come un orologio svizzero, alle 19.00 di sera, cresceva di intensità durante la notte, tanto da impedirmi di dormire, per scomparire quasi del tutto al mattino.

Eppure, a fine novembre dello stesso anno, avevo fatto le analisi di routine ed una Rx toracica, che risultavano normali. Questa silente azione distruttrice è uno degli aspetti più infimi del linfoma. Malattia il cui nome, in realtà, non mi fu nuovo. Avevo imparato a conoscerlo meno di 12 mesi prima perché aveva colpito una conoscente, che ora sta benissimo. Dinanzi alle sue sofferenze e ai racconti dei suoi familiari, quasi come una sorta di premonizione, mi chiesi: «Se accadesse a me?». Da gennaio a luglio 2011 mi sottoposi alla terapia ABVD. La cura inizialmente sembrò funzionare, ma a settembre 2012 ebbi una recidiva. Passai al protocollo IGEV e, a febbraio 2013, mi sottoposi all'autotrapianto delle cellule staminali. Molti di coloro che lo hanno affrontato lo chiamano "Rinascita" e secondo me non sbagliano.

Davvero è come nascere di nuovo, perché senti dentro di te che linfa nuova scorre. Una linfa di speranza. Non userò queste righe per descrivere con

97

dovizia di particolari terapie, dolori, paure, effetti collaterali, isolamento. Chi legge sa che non stiamo parlando di una passeggiata di salute. Proverò a trasmettere quella speranza che, come linfa, mi ha attraversato. Io sono qui e a cinque anni dall'autotrapianto, a settembre 2018, sono diventata mamma.

I medici mi avevano preannunciato che non c'erano certezze circa la possibilità o meno di concepire poiché non avevo fatto in tempo ad effettuare la conservazione degli ovociti. Era più importante avviare la cura.

Oggi il mio bambino ha due anni e mezzo ed i miei occhi.

Nel suo sorriso si sciolgono i miei momenti bui. Nei suoi abbracci, la mia forza. La paura mi attanaglia sempre prima di ogni controllo medico, soprattutto da quando, solo un anno fa, anche mia sorella si è ritrovata ad affrontare la battaglia contro lo stesso mostro. Faccio difficoltà a pensare al futuro, non mi riesce programmare per me stessa neanche da qui ad un mese. La malattia mi ha resa incapace di guardare "a lunga gittata", perciò vivo l'oggi.

Non nascondo che la mia armatura sia molto scalfita dai fendenti di quanto vissuto sulla mia pelle e su quella dei miei cari. Ogni dolore o strano sintomo, un prurito, una macchia della pelle riaccende le braci della paura di ieri. La soluzione però non è altra se non quella di andare avanti.

Sembra una banalità, ma a mio parere non c'è altra strada. Tanti si adoperano in azioni o abitudini che mettono a repentaglio la loro vita. Io, che la vita l'ho avuta appesa al tubo di una flebo, preferisco tenermela stretta e imparare, ogni giorno, a gioire delle piccole cose in compagnia di coloro che amo. Il mio augurio, allora, è questo: ispiriamoci ai bambini e al loro stupore innocente, ai loro occhi sgranati dinanzi al volo di un'ape, lo schiudersi di un fiore, lo zampillìo di una fontana. Ridiamo saltellando in una pozzanghera ed ascoltiamo il fruscìo del vento fra le

99

fronde degli alberi. Godiamo del tramonto e sporchiamoci di colore le mani. Sarà questa, forse, la ricetta della felicità.

Al personale medico del Reparto di Ematologia dell'Ospedale Moscati di Avellino, il mio enorme ringraziamento per la professionalità ed umanità. A tutti i miei affetti più cari: non ho parole sufficienti per ringraziarvi di esserci.

Sempre.

Angelica

Questa è la mia storia

*"Il vero coraggio consiste nell'essere coraggiosi
proprio quando non lo si è"*

Jules Renard

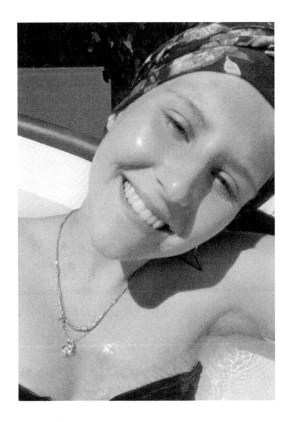

È passato già un anno dalla scoperta del linfoma, un anno talmente complicato che non mi fa trovare le parole giuste nemmeno per raccontarlo.

Sto scrivendo mentre sorseggio una camomilla bollente nella cucina del reparto di ematologia di Trento dopo aver finito il secondo giorno del quarto ed ultimo ciclo di chemioterapia di seconda linea, perché purtroppo la terapia classica non è bastata per distruggere questo maledetto mostro.

Mi chiamo Aurora, ho 20 anni, e tra meno di un mese dovrò fare il trapianto autologo, sperando di dire finalmente addio a questa maledetta malattia che ha rovinato il mio ultimo anno di vita.

Come potete immaginare non è stato per niente facile. Prima della diagnosi ero una ragazza con poco coraggio e molto debole, che si faceva abbattere davanti ad ogni ostacolo le che si presentava lungo la strada. Ho sempre cercato di tirarmi indietro di fronte ad alcune difficoltà che mi sembravano più grandi di me, ma dopo una diagnosi di cancro non ci si può tirare indietro, anche se la difficoltà è di gran lunga maggiore rispetto a tutte quelle che avevo trovato nel passato.

Dopo aver elaborato la notizia mi è uscito un coraggio ed una grinta che non avrei mai creduto di possedere, mi sentivo pronta a tutto anche se ovviamente ero sciccata. Non volevo che questa malattia mi portasse via la mia vita e la mia gioventù.

Iniziai a fare le prime chemioterapie, che sembravano fare bene il loro lavoro. Dopo circa due mesi il tumore si era ridotto notevolmente ed io ero veramente felice, non vedevo l'ora di chiudere questo orrendo capitolo e riprendere in mano la mia vita.

Durante i primi cicli il mio corpo reagiva bene ai farmaci. I primi 3/4 giorni post chemio erano abbastanza duri, ma poi riuscivo a riprendermi bene, andavo a fare delle belle passeggiate e passavo molto tempo insieme alla mia famiglia e al mio fidanzato. Loro hanno sempre cercato di farmi trascorrere le

103

giornate nel migliore dei modi, anche quando mi scoraggiavo loro mi ricordavano per cosa lo stessi facendo e che mancava poco alla fine!

Il 30 settembre ho fatto l'ultima infusione di chemioterapia, non ne potevo più, ma finalmente erano finiti questi lunghissimi 6 cicli ed io ero la persona più felice del mondo!

Dopo un paio di settimane iniziavo a vedere il mio corpo rigenerarsi, i capelli iniziavano a crescere e la pelle diventava più bella e luminosa. Non potete immaginare la gioia immensa nel rivedere il proprio corpo tornare sano un passetto alla volta.

Dopo circa un mese iniziai anche a fare dell'attività fisica all'aperto... mi sentivo di nuovo forte e pronta a fare di tutto per rimettermi in forma.

Ovviamente dovevo fare la PET-TAC finale per vedere se la malattia era effettivamente sparita, e così, il 23 ottobre la feci e dopo pochi giorni arrivò la risposta.

Non era proprio la risposta che speravo. Dopo soli due cicli di chemioterapia la massa si era ridotta moltissimo e pensavo che con altri 4 cicli sparisse completamente. Purtroppo quel residuo non se ne era andato, ma la PET confermava che ero in remissione completa. La mia Ematologa mi disse che spesso capitava che rimanesse del tessuto fibrotico dove precedentemente c'era la massa, ma che dovevo stare tranquilla, perché la PET confermava che la malattia non c'era più ed avevo la stessa probabilità di una persona affetta da linfoma di Hodgkin, con una PET finale completamente pulita, di avere una recidiva.

Questa frase ovviamente mi tranquillizzò, perché sapevo che questa probabilità era veramente bassa.

Stavo bene, avevo finalmente finito e le mie difese immunitarie erano tornate alte.

La mia vita finalmente stava riprendendo bene ed io ero veramente felice.

Verso metà dicembre iniziai ad avere una leggera febbricola, sapevo che questa era un campanello d'allarme, perché anche prima della diagnosi mi accadeva di avere la temperatura corporea sopra ai 37° per motivi inspiegabili.

L'8 gennaio feci nuovamente la PET, che confermò le mie paure: la malattia si era ripresentata e sapevo che la terapia sarebbe stata diversa da quella precedente. Devo dire la verità, è stato più difficile accettare tutto di nuovo la seconda volta rispetto alla prima. Mi sono sentita veramente uno schifo e, dopo aver parlato con i dottori del mio nuovo percorso terapeutico, sono scoppiata a piangere come non avevo mai fatto prima.

Ovviamente mi sono rimboccata le maniche e ho iniziato questi nuovi cicli di terapia con molta paura, ma con la speranza e la convinzione che tutto ciò sarà l'ultimo capitolo di questa storia.

Ora devo solo cercare di trovare ancora quel poco coraggio che mi rimane per affrontare il trapianto che mi spaventa veramente tanto, ma che so che mi salverà la vita.

So che mi aspettano ancora giornate difficili, ma so anche che tutto ciò serve per rimettermi in piedi e camminare a testa alta verso la mia vera vita.

Fino ad adesso la salita è stata dura, piena di intoppi, imprevisti e fatica. Non è ancora finita ma sono fiduciosa nella mia guarigione. Nonostante tutto questa esperienza mi è servita a diventare la donna che sono, ma soprattutto mi sono resa conto di quanto essere sani faccia la differenza nella propria vita e in quella dei propri cari.

Aurora

Senza il buio non vedremmo le stelle

"La vita non è aspettare che passi la tempesta, ma imparare a ballare sotto

la pioggia."

Mahatma Gandhi

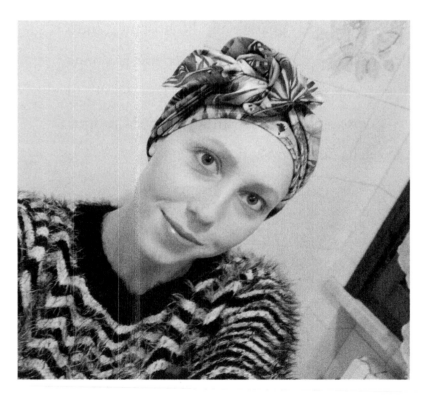

Prima di allora, con i miei 28 anni stavo vivendo il connubio perfetto tra la spensieratezza di una ragazza e la consapevolezza di una donna.

Amavo ballare fino all'alba, andare in moto con il vento che scompiglia i capelli ed ammirare il panorama in vetta dopo lunghi trekking, ma rivolgevo anche uno sguardo al domani con la volontà di realizzare tanti progetti. Da un giorno all'altro invece dovetti mettere in pausa il mio presente e porre un'incognita sul mio futuro, perché scoprii di avere un cancro. Ricordo con estrema nitidezza il momento in cui andai a ritirare l'esito della biopsia e il tono di voce con cui lo specialista mi disse:

«Ti stavo aspettando Noemi. Hai un Linfoma di Hodgkin»

Il mio respiro si mise in stand-by, come in attesa di una voce fuoricampo che rivelasse uno scherzo, ma ciò non avvenne. Dopo l'immediata confusione piombai nell'abisso. Il mondo mi crollò addosso e il mio cuore si spezzò. Fu come non avere più il terreno sotto i piedi e precipitare nel vuoto, come una giornata di sole che improvvisamente s'incupisce o come un'onda che si disintegra infrangendosi contro uno scoglio. Mi era appena stata dipinta una realtà che sembrava così lontana dalla mia quotidianità, così assurda. In quel frangente, così come nei momenti successivi, pensai a tutto ciò che avevo nella mia vita, agli affetti, alle mie passioni e a quanto avessi ancora da realizzare. Quanti posti nel mondo avevo ancora da scoprire, quante avventure ancora da vivere, quante risate da fare. Ed i miei lunghi capelli color grano? Non ero assolutamente pronta a separarmene. Più cercavo di mettere a fuoco queste cose più mi sembrava che si allontanassero da me. Il terrore di ciò che sarebbe potuto succedere arrivò all'istante, puntuale come un orologio svizzero, insieme all'angoscia e allo sconforto. La mia esistenza era stata interamente messa in discussione senza una spiegazione, trasformando le mie certezze in paure. Qualcuno o qualcosa mi stava chiedendo di lasciare i sogni dentro ad un cassetto, di chiudere la serratura a chiave e probabilmente anche di gettare quest'ultima.

Provai rabbia e frustrazione: emozioni importanti, dure, difficili da gestire. Ero giovane, sportiva e solare: avrei dovuto avere tutte le carte in regola per accaparrarmi un futuro felice, eppure... è difficile credere che la vita possa cambiare da un momento all'altro e quando capitano eventi di tale portata spesso non lo si comprende subito. Si ha bisogno di metabolizzare, di rendersi conto che il problema esiste davvero, e questo processo di presa di coscienza è inevitabile per arrivare alla successiva accettazione della malattia stessa.

È quando si pensa di aver toccato il fondo che si scopre che è possibile sprofondare ulteriormente. Presto dovetti prendere la decisione più difficile della mia vita: iniziare a curarmi subito oppure prendermi un mese di tempo per seguire, prima delle cure, un percorso di preservazione della fertilità attraverso la crioconservazione degli ovociti (da utilizzare in caso di eventuale infertilità futura dovuta alle terapie).

Una scelta personale molto profonda, un bivio a cui nessuno di noi dovrebbe a mio avviso avere la sfortuna di trovarsi di fronte. Qualsiasi strada decidessi di intraprendere avrebbe avuto ripercussioni sul mio futuro. Da un lato la volontà di iniziare a scacciare immediatamente l'inquilino infame che si era stabilito dentro di me, dall'altro una potenziale famiglia futura. Come avrei potuto prendere una decisione di tale portata? Sarebbe stato molto più semplice accettare quanto stabilito dagli ematologi, qualsiasi cosa fosse. Era veramente troppo per me e per la prima volta avrei voluto avere una sfera di cristallo e vedere come sarebbero andate le cose. Dopo diversi giorni di angoscia arrivò il consiglio di una cara amica: «Dovresti scegliere ciò che ti fa affrontare con più serenità e grinta possibili il tuo percorso», mi disse. Era il suggerimento perfetto al momento perfetto, proprio ciò di cui avevo bisogno. Le nuvole sparirono dal mio cielo di pensieri ed un istante mi bastò per capire che cos'era che volevo di più: scelsi la possibilità di avere un futuro popolato da frugoletti che girano per casa.

In men che non si dica giunse il giorno della mia prima chemioterapia. Pensieri e preoccupazioni fluttuavano nella mia testa, eppure ero in fibrillazione: il momento tanto atteso era finalmente arrivato. Avete presente una bambina al suo primo giorno di scuola? È la metafora che più si addice per descrivere il mio status di allora. Certo, ci vuole un po' di pazzia ad essere contenti di ricevere infusioni nel sangue di sostanze in un certo senso tossiche e che, anche in caso di riuscita, avrebbero potuto generare danni importanti al mio corpo, ma sono l'unica arma ad oggi a disposizione. Infatti, non vedevo l'ora di dichiarare guerra al Linfoma e di

113

fargli capire che per lui era cominciato il countdown. Di conseguenza quella mattina, prima di recarmi in ospedale, scelsi scrupolosamente gli abiti che avrei indossato affinché ogni colore avesse un senso preciso, uno scopo, e rispecchiasse le mie sensazioni alla vigilia della battaglia. A tutte le persone che sapevo vicine in quel momento mandai quindi un messaggio con scritto:

"Nero come il buio che può provocare la malattia,

Verde come la speranza che sempre mi nutrirà,

Fucsia come la femminilità anche se perderò i capelli,

Giallo come il sole che voglio continuare a vedere.

Con questi colori addosso si inizia la battaglia!"

Queste parole rappresentavano per me, e rappresentano tuttora, un inno alla vita. Comunque fosse andata, ero certa che sarebbe valsa la pena cogliere la sfida che mi era stata lanciata e metterci tutta me stessa.

Fu nel momento in cui varcai la soglia del Day Hospital ematologico e mi accomodai ad una poltrona in sala terapia che presi atto che nulla sarebbe più stato come prima. Da lì sarebbe iniziato un processo volto al cambiamento che mi avrebbe coinvolta in toto, volente o nolente. La paura generata dalle possibili conseguenze di una neoplasia e l'ansia del domani cambiano la percezione delle cose, delle priorità, cambiano il nostro approccio alla vita e il nostro modo di reagire agli eventi. A livello emotivo si è in preda ad un turbinìo di sensazioni talvolta contrastanti ed ogni fatto che accade suscita in noi emozioni diverse da quelle che solitamente proviamo nella medesima situazione. Questo è dovuto al fatto che il cancro non si limita ad intaccare solo un organo o una parte del corpo, ma invade la persona totalmente e le entra in testa, vuole prenderne possesso e controllarne i pensieri, le

115

emozioni. Vuole testa e cuore. È un vortice al quale non ci si può sottrarre ma che si può scegliere di combattere.

Con il passare dei giorni capii che non avrei dovuto curare solo il mio corpo ma anche la mia anima e decisi quindi di impiegare ogni risorsa che avessi a disposizione. Tra queste, importante fu senz'altro il supporto psicologico grazie al quale riuscii a superare la mia iniziale situazione di blocco: avevo tante domande e ancora poche risposte. Mi chiedevo perché, mi soffermavo sul senso della neoplasia, invece avrei dovuto concentrarmi sulle terapie salvavita. Fu per me notevolmente introspettivo lo spunto di riflessione che mi diede la psicologa: «Potremmo stare anni interi a ragionare sul perché; qual è invece il senso che vuoi dare tu a questa malattia?». Mi giudò alla scoperta di me stessa e delle mie potenzialità al fine di trovare una chiave di svolta per reagire ed affrontare al meglio il mio percorso terapeutico. Secondariamente, fui seguita anche da una nutrizionista, in quanto arrivai a pesare 41 kg nonostante mangiassi in gran quantità durante le chemio. Quella che per me fu inizialmente una tortura, dovendo privarmi in primis di dolci e torte che costituivano ahimè il fulcro della mia alimentazione, si tradusse invece in una quotidiana scelta alimentare consapevole. Mi si aprì un mondo e tuttora il mio regime nutrizionale è improntato alla ricerca di cibo sano e alla scoperta degli alimenti che realmente nutrono il corpo, nonché l'anima. La grinta e la determinazione che mi avevano contraddistinto fino a quel momento subirono una battuta d'arresto quando arrivò l'esito della seconda PET, perché non mostrò la scomparsa della malattia, ma solo una riduzione delle masse tumorali. Pertanto si rese necessario intensificare il trattamento attraverso la somministrazione di una seconda linea chemioterapica ben più aggressiva della prima e che avrebbe, fra le varie cose, aumentato notevolmente le probabilità di infertilità. Se da un lato mi sentivo molto fortunata ad avere una cura a disposizione dato che non tutti i tipi di cancro - siano essi solidi o non solidi - hanno le stesse probabilità di guarigione, dall'altro questo cambio di rotta mi gettò nuovamente nello sconforto. Riponevo un'enorme fiducia negli ematologi, nella Medicina, nella Ricerca scientifica e ce la stavo mettendo tutta, eppure non era sufficiente. È stato come giocare a "m'ama e non m'ama" con i petali di una margherita, sperarci fino alla fine e rimanerne delusa.

Il problema maggiore fu l'aumento del dolore a livello fisico a causa di una potente neuropatia del nervo trigemino (ovvero uno dei possibili effetti collaterali della chemioterapia: una nevralgia localizzata tra cranio, viso e collo), e ciò ebbe di conseguenza un'inevitabile ripercussione sul piano emotivo. Ricordo ogni sfaccettatura di quei giorni interminabili, dilaniata dal dolore nonostante la morfina, quando l'obiettivo di ogni giorno era arrivare a sera e l'obiettivo di ogni sera era superare la notte e arrivare al mattino. Ad oggi, non riesco ancora a capacitarmi di come abbia fatto a resistere a tanta sofferenza fisica per un tempo così prolungato; forse il mio segreto è stato il gioire per le piccole cose, l'aggrapparmi ad ogni singolo spiraglio di luce, il cercare di cogliere qualsiasi cosa bella avesse da donarmi la vita. Talvolta perdevo ore, assorta nei miei pensieri, a cercare disperatamente un lato positivo, anche minimo, di una cosa fondamentalmente negativa. Scoprii di avere una miriade di altri modi per osservare il mondo e sceglievo di volta in volta il punto di vista che mi faceva più comodo per raggiungere il mio obiettivo, perché se mi si erano presentati mille motivi per essere triste io avrei dovuto trovarne milleuno per tornare a sorridere.

Andai avanti giorno dopo giorno, muovendo un passo dopo l'altro su quella strada che pareva interminabile, e così i giorni diventarono settimane e le settimane divennero mesi, finché arrivò il

119

momento della verità: ero seduta nello studio medico della mia ematologa in attesa di sapere l'esito della nuova PET. Mi sarebbe bastata solo una parola, uno sguardo, un minimo cenno per capire se fosse andata bene o male. Dopo istanti che percepii come decenni, finalmente lei mi guardò negli occhi e in silenzio mi allungò una mano per batterle il 5. Fu il momento più bello della mia vita! Raggiunsi un livello di felicità che non sapevo potesse esistere. Qualsiasi cosa era diventata improvvisamente meravigliosa, persino la mia testa pelata! Mi sembrava di toccare il cielo con un dito e ricordo che a volte mi soffermavo a pensare se mi meritassi tutta quella gioia. Mi sentivo come un fiore che sboccia, come un ramo su cui germogliano nuove e grintose foglioline dopo un lungo inverno. E fu proprio con la consapevolezza della remissione ottenuta che affrontai infine la radioterapia, dando il colpo di grazia al tumore che mi aveva fatto tanto penare e arrivando alla conclusione del mio percorso terapeutico.

Eccolo finalmente, il traguardo. Io c'ero, ero lì ed ero viva. La mia testa era impazzita, i pensieri balzavano da una cosa da fare all'altra e da un progetto da realizzare ad un altro con tale velocità che mi mandarono in confusione. All'alba di una nuova me, più fragile ma allo stesso tempo più forte, ero invasa dall'euforia, dall'energia, mi percepivo la guerriera più potente. Quasi non ricordavo più la meravigliosa emozione di sentirsi di nuovo parte del mondo. A quel punto, rimaneva solo una cosa da fare: ricominciare a vivere. Rimettere insieme tassello per tassello ciò che era rimasto e ripartire, ricostruirmi una nuova quotidianità.

Esistono avvenimenti che ci segnano nel profondo e che ci porteremo dentro per sempre. Ho vissuto con un nemico subdolo, infame, che mi consumava dentro silenziosamente. Mi stava logorando il corpo, ma non ho lasciato che si prendesse altro. L'ho

121

dominato con la testa e con il cuore, con quel mix di speranza e fiducia nel credere che non fosse tutto finito qui, che ci fosse altro, ancora tanto altro per me.

Ho avuto la fortuna di essere sempre stata lucida e la mia forza di volontà mi ha permesso di andare avanti con un chiaro obiettivo: riprendermi la mia vita.

Di questo percorso porto con me la paura disarmante e la sofferenza interiore, ma anche e soprattutto la grinta di combattere, la forza di andare avanti nonostante tutto e la voglia di vivere che sempre mi ha contraddistinta.

Ad oggi posso dire di aver fatto della malattia il mio punto di forza: è stata un'ottima palestra di pazienza, tenacia e resilienza, e ho addirittura vinto la claustrofobia indossando la maschera per la radioterapia seduta dopo seduta! Ho imparato inoltre che ogni cosa negativa può avere un lato positivo, seppur nascosto, ed è questo che dobbiamo scovare per andare avanti; non è forse nel momento in cui si tocca veramente il fondo che si riesce finalmente a prendere la spinta per risalire in superficie? Perché sì, ho visto l'oscurità, quella vera, che ci priva della nostra essenza e che devasta il cuore. Ma nella disperazione in cui il cancro fa sprofondare ho comunque trovato la forza di reagire e l'ho affrontato, anche quando gli effetti collaterali delle terapie erano più invalidanti della malattia stessa, anche le volte in cui ho dovuto ricorrere agli oppiacei a causa del dolore. Ho lottato quando ho dovuto sottopormi ad una chemioterapia più pesante, non ho mollato quando non avevo più lacrime per piangere e dentro ero consumata, sfinita…e così mi sono rimessa in piedi. Ora sono qui: ammaccata ma non distrutta, abbattuta, ma non vinta, con qualche cicatrice sul corpo e molte di più nell'anima. La vita ci mette di fronte a sfide apparentemente insormontabili, ma, come dico sempre, senza il buio non vedremmo le stelle.

Ho conosciuto la differenza che c'è tra vivere e sopravvivere, così come la paura che è in grado di paralizzarti in un secondo e l'ansia che toglie il respiro.

Il cancro tanto mi ha tolto, ma altrettanto mi ha dato: ho preso parte ad un'evoluzione che mi ha portato a sperimentare una nuova me. È stato un viaggio carico di dolore, ma anche di valore e oggi nel mio bagaglio non manca di certo la consapevolezza che i rischi fanno parte del pacchetto chiamato Vita: all inclusive, nel bene e nel male.
Quando mi guardo indietro vedo sì una malattia, ma vedo soprattutto una meravigliosa rinascita, che mi ha restituito la facoltà di immaginare e la possibilità di inseguire i miei sogni.
Perché, come ci insegna la primavera, tutto rinasce.

Noemi

Una rivincita per due

"Ho sempre pensato che essere forti significasse andare

avanti invece voleva dire andare oltre"

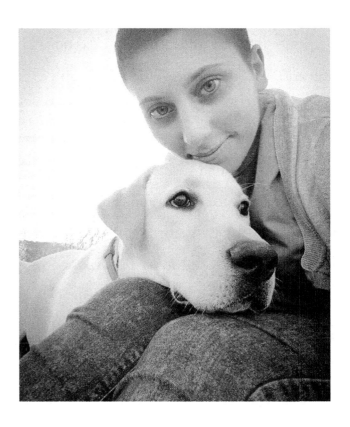

Mi chiamo Francesca e ho 28 anni. Una sera di Agosto stavo passeggiando vicino al mare spensierata, se si può dire, quando mi sentii il collo rigido. Circa un mese dopo iniziai a toccare dei linfonodi piccoli (ancora per poco) in entrambi i lati del collo. Decisi di avvisare il medico curante per fare un'ecografia e capire di cosa si trattasse... da qui iniziò il mio calvario. Da settembre 2016, tra esami vari ed ecografie, arrivò il 22 febbraio 2017, il giorno della mia biopsia. Inizialmente curai con antibiotici quella che si credeva essere una mononucleosi, ma i miei linfonodi invece di scomparire iniziarono ad aumentare sempre di più. Ricordo le parole dell'otorino ancora adesso: «Con tutto l'antibiotico che hai preso in questi mesi i linfonodi non ci dovrebbero più essere, invece sono aumentati al posto di regredire» ...pausa... «I linfonodi che hai mi fanno pensare ad una cosa soltanto: linfoma!». Sorpresa non ero, perché dentro di me sapevo che non era nulla di buono, conoscevo già i tumori del sangue: quattro anni prima perse la battaglia il mio fidanzato per una leucemia ed è grazie a lui se ora mi ritrovo così coraggiosa. Quando sono giù di morale mi basta pensare a come affrontava lui ogni cosa. Ero confusa, ma da quel momento non mi sono mai lasciata andare, ho stretto i denti e sono andata avanti.

Arrivò la diagnosi: Linfoma di Hodgkin. Iniziarono le lunghe attese per gli esami infiniti. Iniziai la chemio, mi rasai i capelli appena li vidi cadere a ciocche, anche se erano l'ultimo pensiero. Mi trovavo bene con i foulard colorati e il rossetto, più un bel sorriso stampato! Alla PET di controllo finale risultai negativa. Ripresi la mia vita con una marcia in più. Ad ogni controllo c'erano sempre ansia e paura, paura che tutto potesse tornare, ma per tre anni andò tutto bene. Fino a quando a dicembre 2020 ebbi una recidiva. Sempre uguale, toccai un linfonodo sul lato sinistro del collo. Non fu affatto facile accettare il tutto per la seconda volta, sapevo già a cosa andavo incontro. Ora mentre scrivo sono in attesa del ricovero per l'autotrapianto delle cellule staminali, sono sicura che questa volta vincerò io perché ho ancora tante cose da fare, tanti posti da visitare e non permetterò a niente e nessuno di spegnere il mio sorriso, vincerò per me e per le persone che soffrono con me. Ringrazio ogni giorno la vita anche se mi trovo momentaneamente in questa strada un po' buia, ringrazio tutti i ragazzi e le ragazze che ho conosciuto grazie ad un gruppo sui social, senza di loro sarebbe tutto più difficile. Ringrazio la mia ematologa perché è davvero il mio angelo sulla terra. Voglio far sapere a tutti quelli che leggeranno questo libro che la vita è una, abbiamo solo una possibilità... qualsiasi cosa succeda nella vostra vita non arrendetevi mai. La malattia mi ha tolto tanto, ma un giorno mi riprenderò tutto.

Francesca

Correre incontro alla vita

"Non ha proprio senso arrendersi, mai. Né davanti alla chemio, né davanti al fallimento di un progetto,né davanti alla vita quando il mondo fuori è quello che è, dove niente è più al suo posto e non si sa come farcelo tornare. Ecco come: ricominciando da dove siamo partiti, dal nostro posto,[...] attraversando la strada di notte, non importa se è buio e se fa vento. La luce è dentro, basta accenderla." Concita De Gregorio

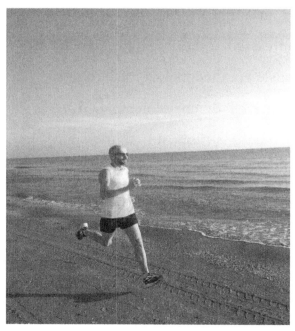

Mi chiamo Riccardo. Ho avuto e curato due linfomi. Ho combattuto. Non è stato facile, ma ho cercato e trovato dentro di me la forza e la voglia di vivere. Non ho mai smesso di credere di poter guarire.

Era il 17 Ottobre 2003 quando mi è stato diagnosticato un tumore al sistema linfatico, più precisamente un Linfoma Non Hodgkin. Da quel momento la mia vita è radicalmente cambiata. Per circa tre anni mi sono dedicato esclusivamente alla lotta contro questa malattia. Ho lasciato tutto e, "riposti i sogni in un cassetto", ho imparato a vivere alla giornata. L'ospedale era diventata la mia seconda casa. Dopo numerosi cicli di chemioterapia, il 18 Ottobre 2004, sono stato sottoposto al trapianto autologo di midollo osseo. Nel 2013, a distanza di dieci anni dalla prima diagnosi, ho dovuto di nuovo affrontare un altro linfoma, questa volta un Linfoma di Hodgkin. È stato un lungo viaggio, un percorso di sofferenza e solitudine, di riflessioni e attesa, di fiducia e speranza.

Ho lottato contro qualcosa che non conoscevo, che spesso appariva più forte di me, che cercava di annientarmi poco per volta, che mi lasciava qualche momento di respiro e poi tornava più forte di prima, ma non potevo e non volevo perdere. Ho vacillato e sono caduto cento volte. Cento volte mi sono rialzato e passo dopo passo, raggiunta una meta, ero pronto a raggiungerne di nuove. Ho vissuto momenti difficili, sicuramente i primi giorni dopo la diagnosi, quando mi sono reso conto che nel giro di poche settimane la mia vita sarebbe stata completamente stravolta, oppure quando ho scoperto l'effetto devastante della chemioterapia sul mio corpo. Ho dovuto accettarmi per quello che sono, con i miei limiti ed i miei difetti, i miei affanni e le mie cicatrici. Ho conosciuto la fragilità e la solitudine. La malattia ha la capacità di umiliarti, ti mette alla prova, ti fa sentire inevitabilmente diverso e, nonostante a volte fosse forte la sensazione di una vita che mi stava "scivolando tra le dita", proprio in

131

quelle occasioni, mi ha fatto scoprire una forza ed un coraggio che non pensavo di avere.

Mi ha fatto scoprire quel desiderio irrefrenabile di assaporare ogni attimo di vita. Ho pianto lacrime di dolore, ma anche di gioia, di gratitudine e commozione. Ringrazio la mia famiglia che fin dal primo momento non mi ha mai fatto mancare sostegno e affetto; i miei amici, che hanno sempre cercato di rendermi partecipe della loro quotidianità e tutte quelle persone che in modo discreto mi sono state accanto. Nei lunghi momenti di silenzio, guardando lo scorrere dei minuti in attesa della luce di un nuovo giorno, percepivo tanti cuori vicini. Quando ascoltavo il battito del mio cuore, sapevo che tanti cuori battevano insieme al mio. Quando sentivo il soffio del mio respiro, pensavo a tanti volti, a tante voci, a tanti sorrisi che mi aspettavano per gioire insieme; pensavo a tanti amici che trattenevano il respiro per liberarlo un giorno e dire con me: «Grazie».

Non posso dimenticare i miei "compagni di viaggio". Le nostre storie e le nostre vite così diverse, eppure così simili, sono legate da un filo invisibile ed indissolubile. L'empatia creatasi è qualcosa di raro e prezioso. Ringrazio il personale medico che mi ha curato, ho conosciuto persone eccezionali che svolgono il loro lavoro con passione e amore infinito.

Non mi chiedo più cosa sarebbe potuta la mia vita senza tutto questo. Fino ad ottobre 2003 ne ho vissuta una, poi il destino ha voluto che "nascessi" nuovamente, perché, quando nell'Ottobre 2004 sono stato sottoposto al trapianto autologo di midollo osseo, mi è stata regalata una seconda possibilità e da allora sono cambiati obiettivi e prospettive. Sono convinto che la vita, nonostante tutto, ti dia sempre l'opportunità di realizzare nuovi sogni, ti regali qualcosa di nuovo. Sono cresciuto e maturato e, per quanto assurdo possa sembrare, nel dolore ho assaporato meglio le gioie.

Ho imparato a stupirmi delle "piccole cose", mi rendo conto di quanto sia bello dare e ricevere un sorriso, un abbraccio. Di quanto basti davvero poco per rendere felice una persona.

E allora non arrendetevi mai, non fatevi rubare i sogni, trovate la bellezza in ciò che verrà, in ciò che farete e costruirete. Siate consapevoli delle cose che contano davvero, apprezzate e vivete al meglio il presente, correte incontro alla vita e provate ad amarla ogni giorno perché è il più grande dono che abbiamo ricevuto!

Riccardo

Quando cadi rialzati più incazzato di prima

From Hell to Heaven

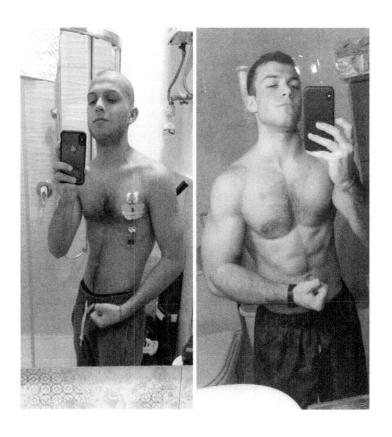

Sono Nicholas, scrivo un breve resoconto della mia storia con il Linfoma di Hodgkin, che ho scoperto di avere all'età di diciannove anni (adesso ne ho quasi ventuno).

All'epoca mi allenavo molto, dedicavo tre o quattro giorni a settimana: praticavo calisthenics (movimento a corpo libero utilizzando una sbarra orizzontale), corpo libero, palestra e facevo dei bei giri in bicicletta. Ogni allenamento durava all'incirca tre ore. Lo sport per me era, ed è tuttora, il mio passatempo preferito.

Ad agosto 2019 iniziai a lavorare, dopo essermi diplomato, molto soddisfatto dell'aver trovato subito un impiego. Avevo bisogno sia di lavorare che di andare in palestra, ma la sera ero sempre molto stanco.

Con il passare dei giorni notai, verso novembre 2019, una sorta di "pallina" poco sopra la mia clavicola sinistra, ma lì per lì lasciai stare. I giorni continuavano a passare e mi accorsi che questa "pallina" stava crescendo ulteriormente. Iniziò a darmi fastidio facendo determinati esercizi in palestra.

Decisi di andare a farmi controllare, avevo bisogno di sapere se fosse un'infiammazione, un muscolo cresciuto troppo per via degli allenamenti o altro. Scoprii presto che si trattava di un linfonodo ingrossato per qualche ignoto motivo. Mi programmarono la biopsia del linfonodo a Capodanno 2019… un gran bel modo per iniziare l'anno!

In attesa della biopsia mia madre mi disse che poteva trattarsi di un tumore, perché la chirurga le fece intuire questo. Io, sbagliando, le urlai contro davanti tutto l'ospedale. L'avrei attaccata al muro dopo aver sentito tale affermazione.

Il 15 gennaio 2020, mentre ero al lavoro, mi scrisse un messaggio la mia ragazza: "Amore so che ciò che hai (riferito al linfonodo ingrossato) non è una semplice infiammazione, ma è qualcosa di più grave, sappi che io ti sarò vicina e, qualsiasi cosa sia, io ti starò sempre accanto". Rimasi in silenzio, l'unica cosa che pensai fu di chiamare mia madre, e così feci. Tremolante, presi il mio cellulare e la chiamai. Mi rispose.

Le dissi che la mia ragazza mi aveva riferito parte di ciò che lei sapeva e le chiesi di dirmi tutto, ma lei non riuscì a dirmi niente, o meglio, non ci riuscì subito. Insistetti e mi disse che si trattava di un tumore, precisamente un Linfoma di Hodgkin al II stadio, localizzato sopra la clavicola sinistra, al mediastino e sotto l'ascella sinistra. Non riuscirò mai a raccontare tutte le emozioni che ho provato in quel momento, erano troppe tutte insieme.

Così cominciai il mio percorso, mi fu messo il PICC al braccio sinistro per fare le terapie. Lo schema si chiama ABVD e, per sconfiggere il mio linfoma, mi erano stati programmati quattro cicli. Questa terapia personalmente mi ha dato molto fastidio: ogni ciclo peggiore del precedente, ma dovevo andare avanti per guarire. Feci la PET dopo due cicli e risultò ottima perché il tumore si ridusse particolarmente. Mi fecero proseguire con gli altri due che restavano. Resistetti per altri due cicli, i più pesanti. Ad ogni seduta pensavo sempre che, uscito dall'ospedale, sarei stato male per i cinque giorni successivi, poi sarebbe andata meglio. Ricordo che, nei giorni precedenti e durante la seduta di infusione, immaginavo un me stanco e dolente che usciva dal reparto oncologico, scendeva le diverse scale dell'ospedale e, mentre proseguiva, veniva applaudito dai supereroi della Marvel e veniva incoraggiato a tornare a casa e a riposarsi, proprio come un guerriero che torna da una battaglia.

Una volta tornato a casa, se non prima, cominciavo a sentire gli effetti della terapia: pelle bianca, stanchezza, sensazione di freddo, giramento di testa, dolori muscolari e ossei, perdita dell'olfatto, dei sapori e dell'appetito, vomito, una sensazione di male proveniente dall'interno che solo chi l'ha provata può capire. L'acqua era impossibile da buttare giù,

139

appena bevevo rigettavo. Anche il PICC purtroppo mi ha dato problemi e molti disagi, soprattutto il dolore costante: l'ho odiato dal primo all'ultimo momento che l'ho tenuto.

Alla fine di giugno 2020 mi sottoposi ad un'altra PET, dopo aver completato i 4 cicli di ABVD. Il dottore mi disse che avremmo dovuto prendere una decisione: fare al massimo altri due cicli di ABVD oppure la radioterapia per consolidare il tutto. Avrei dovuto resistere altri due mesi, poi avrei abbandonato questa storia. Purtroppo andò male: nei giorni prima della PET, il linfonodo si gonfiò nuovamente e mi venne qualche dubbio riguardo al funzionamento della terapia. Il risultato mi colpì al cuore: il Linfoma era tornato più forte di prima, aveva colpito altre due sedi oltre a quelle iniziali. La terapia, quindi, dopo i primi due cicli aveva smesso di funzionare. Io e tutte le persone che mi sono state vicino fummo distrutti, fu il secondo giorno più brutto della mia vita. Mi dissero che avrei dovuto fare una terapia molto più potente della precedente, sempre quattro cicli. In poche parole è stato come se la precedente terapia non l'avessi mai fatta (se non peggio). Mi dissero che avrei perso i capelli e che il percorso sarebbe stato molto più potente di quello precedente, quindi mi preparai al peggio. Feci il primo ciclo di BEACOPP dieci giorni prima del mio ventesimo compleanno…fu proprio un bel regalo di compleanno. Scoprii così che non sempre dopo aver sofferto si ottengono buoni risultati, purtroppo. Fortunatamente scoprii anche che gli effetti collaterali delle terapie chemioterapiche sono molto soggettivi e la nuova cura non mi diede così noia come mi avevano annunciato i dottori. Nei giorni successivi riuscii a mangiare e a bere di più della precedente e sentii meno tutti gli altri effetti. Grazie a mia madre, che si documentò bene, feci solo un ciclo di questa nuova terapia che si rivelò troppo dannosa per il mio corpo, causando grossi danni ai miei reni. Mia madre mi convinse a cambiare ospedale e così

141

venni seguito a Roma. Mi programmarono quattro cicli di immunoterapia (Brentuximab + Nivolumab). Gli effetti collaterali di questa nuova terapia sono stati pressoché nulli. In questo periodo mi sono potuto allenare, perché finalmente mi avevano rimosso il PICC che me lo impediva. Il fisico, dopo otto/nove mesi di chemioterapia, stava piano piano tornando in forze ed ero molto felice, anche perché le nuove cure stavano funzionando.

Dopo tutto ciò mi programmarono un autotrapianto di cellule staminali. Mi misero un altro tipo di catetere venoso (questa volta chiamato CVC), posizionato sul lato sinistro del petto. Il trapianto è stato un percorso difficile. Nei giorni di ricovero sono stato molto male, sono stati i giorni più duri e sofferenti della mia vita. Ogni giorno che passava mi sembrava di stare sempre peggio, gli effetti della chemioterapia ad alte dosi si fecero sentire: fu una chemio molto più pesante e lunga delle altre che avevo fatto precedentemente. I miei supereroi erano sempre lì ad applaudirmi. Avevo con me un piccolo peluche di una mucca che mi aveva regalato la mia ragazza come sostegno; avevo mia madre, mio padre e mio fratello che aggiornavo tramite videochiamata, e tutte le altre persone che mi volevano bene. Erano tutti distanti da me, purtroppo.

Prima di essere ricoverato feci una scommessa con la mia ragazza: se fossi uscito dall'ospedale prima di 25 giorni dall'infusione delle mie cellule staminali, mi avrebbe offerto una cena, in caso contrario gliel'avrei offerta io. Beh, dopo 23 giorni dal mio ingresso in ospedale mi è stato dato il via libera per tornare a casa; il mio corpo si era ripreso in poco tempo, tutti i valori del sangue erano cresciuti velocemente ed io morivo dalla felicità. Tornai a casa dalla mia bella, da mio fratello e da mia madre, li strinsi forte a me, ero contentissimo di aver vinto quella scommessa, finalmente ero tornato a casa. Nei giorni a seguire, però, stetti ancora male, solo per poco per fortuna

143

perché dopo solo un mese e mezzo tornai in bicicletta. Sentivo che il mio corpo aveva bisogno di recuperare tutto ciò che aveva perso. Mi sono sentito rinato.

Vorrei concludere la mia breve, ma allo stesso tempo lunghissima, storia dicendo che non c'è tempo per avere paura; quando ci si presenta davanti qualcosa di brutto, si devono concentrare tutte le nostre energie per sconfiggerlo e, se si vuole davvero, ci si riesce. Questo mio percorso mi ha insegnato ad apprezzare anche le cose più semplici, perché alla fine sono proprio quelle che ci rendono felici, il resto è tutto secondario. Ho imparato a godermi il tempo che ha un valore formidabile e che non è mai abbastanza, non va sprecato affatto, quindi dico a voi lettori: fate ciò che volete e ciò che vi rende felici, circondatevi di persone vere, con dei valori e forti proprio come voi, perché è nei momenti duri che si vede chi è una persona vera.

Soprattutto, però, ho imparato che niente può sconfiggermi e che, davanti a tutte queste difficoltà, ho sempre tenuto i denti stretti ed ho sofferto fino alla fine, non mi sono mai arreso e sono fiero di questo. Ho riscoperto me stesso, i miei limiti, la mia forza e chi mi vuole bene davvero; ho capito che tutti quei supereroi che mi applaudivano erano dei combattenti come me, che hanno vissuto una storia proprio come la mia. Questi supereroi ce l'hanno fatta e adesso beh…adesso si godono tutta la gloria. Forza a tutti!

Nicholas

Convivere

"Show must go on"

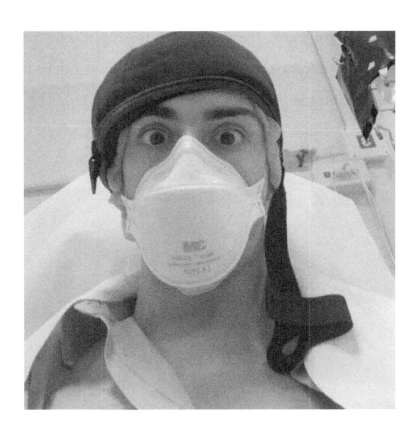

Ciao, mi chiamo Tommaso e ho 20 anni.

Avere un tumore fa schifo sia a 20 che a 50 anni, solo che beccarselo in piena adolescenza fa un certo effetto. Non fraintendetemi, la diagnosi di un tumore è traumatica a prescindere dall'età che si ha, ma quando sei adolescente solitamente sei abituato a problemi del calibro di un'insufficienza in fisica e trovarsi improvvisamente ad affrontare il cancro può essere piuttosto difficile.

Quando ho scoperto di avere il Linfoma di Hodgkin al IV stadio avevo a malapena 19 anni ed ero reduce da mesi di analisi di vario genere che mi avevano lasciato il tempo per pensare e per aspettarmi il peggio. Per questo motivo, quando il peggio è arrivato, la mia reazione si è ridotta a 10 minuti di lacrime.

Ricordo che in quel momento ero più arrabbiato con me stesso per la mia misera reazione che per la notizia in sé.

Ero arrabbiato con me stesso per aver accettato in così poco tempo una notizia del genere. Ero arrabbiato con me stesso per non essermi disperato per ore. Ero arrabbiato con me stesso per non essere arrabbiato. In genere quando ci troviamo di fronte ad un problema tutti, me compreso, ci chiediamo: "Ma perché proprio a me? Cosa avrò fatto per meritarmelo?".

Ecco, domande come queste io non me le sono poste, ho capito in breve tempo che non c'è un motivo per cui queste cose accadono e che tentare di dargli un senso è più difficile e dannoso che affrontarle direttamente.
Appena metabolizzata la cosa, ho deciso di vederla non come un tragico evento, ma come una tappa della vita che, per quanto brutta fosse, andava inevitabilmente vissuta.
Non ho indossato corazze né mi son dovuto armare per combattere una battaglia, ho solo continuato a

camminare lungo quella strada che avevo percorso fino al giorno prima, con la consapevolezza, però, che da quel momento sarebbe stata sempre in salita.

Mentirei se dicessi che al momento delle chemio non avevo paura, ma anche lì ho tentato di affrontarle senza soffermarmi troppo a pensare e continuando a ripetermi che qualsiasi cosa sarebbe stata meglio che morire. Per questo motivo non mi interessava informarmi su effetti collaterali, probabilità di guarigione etc., perché qualunque cosa mi fosse capitata avrei comunque dovuto subirla e tentare di superarla.

Tutto ciò non vuol dire che non sia stato difficile, perché le difficoltà ci sono state e anche parecchie. Non starò qui ad elencare tutti gli aspetti negativi e dolorosi della malattia, ma devo ammettere che la parte più complicata è stata vedere i miei amici coetanei vivere la loro vita in maniera normale, godersi l'adolescenza in maniera spensierata e poi guardare me che faticavo a finire una rampa di scale.

Per quanto abbia sempre tentato di mostrarmi col sorriso, per quanto abbia sempre tentato di far credere agli altri che quello che stavo passando non era così terribile, questo periodo è stato pieno di dolore e mi ha inevitabilmente segnato.

Tuttavia, nonostante ciò, sono andato avanti.

Ovviamente non ho fatto tutto da solo, ho avuto la fortuna di avere tantissime persone accanto: i miei amici, la mia famiglia, la mia fidanzata e soprattutto mia madre, da cui ho tratto la maggior parte della mia forza e a cui sento di dovere il grazie più grande.

Sento però di poter ringraziare anche me stesso per aver capito che con un tumore bisogna imparare a convivere, perché anche quando sarò completamente guarito qualcosa rimarrà sempre, qualcosa che riuscirà a riportarmi ai momenti più terribili della terapia, qualcosa che ormai è parte di me e con cui devo appunto convivere.

La mia, infatti, non è stata una rinascita, non c'è un prima e un dopo, ma solo un Tommaso con una grossa cicatrice che si porterà dietro per tutta la vita.

Tommaso

La forza ti viene se non hai scelta

*"La forza ti viene perché a volte non hai altra scelta.
Perché se non lo fai tu, non lo farebbe nessuno per te.
Lo fai per chi hai vicino, e lo fai anche per te.
Perché è una sfida per dimostrare a te stesso che non ti
arrendi, ma che ce la farai."*

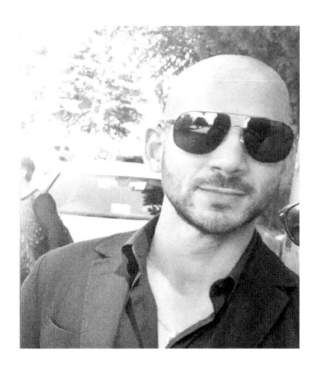

Fino a 2 anni fa mi sentivo immune da qualsiasi cosa, in quanto non ho sofferto mai di nessuna malattia, nemmeno una febbre... figuriamoci un'influenza. Ero così orgoglioso e fiero di ciò. Non avrei mai potuto immaginare che di fronte a me, di lì a poco, si potesse aprire un nuovo capitolo della mia vita.

Tutto ebbe inizio quel giorno, quando per puro caso toccai il collo e mi accorsi di un piccolo gonfiore.

Incominciai con un'ecografia, ebbi la fortuna di esser stato visitato da un medico ecografista, la cui figlia fu malata anch'ella di linfoma: preventivamente mi mise in allerta.

In seguito alla visita dal professore di Ematologia si aprì un prospetto e quadro più chiaro di fronte a me; mi dichiarò, dopo la biopsia, la presenza di un tumore. In quel medesimo istante rimasi pietrificato. Benché il dottore cercasse di rassicurarmi sulle attuali cure, parte del mio pensiero vagava nel vuoto, nell'ignoto. Quell'ignoto che non impari nei libri, tanto meno alla TV. Iniziarono i giorni di chemio, l'attesa costante di 6 – 7 ore in quella sala, con tutte le conseguenze che ne derivano. Dopo 3/4 cicli arrivai al punto di vomitare alla sola vista delle flebo, un tempo così infinito che sembrava non finire mai, e non c'era antiemetico che mi facesse effetto.

Nonostante ciò e nonostante gli effetti collaterali che duravano 2/3 giorni, mi feci forza e fui capace di lottare per quel dono che è la vita, cercando di vivere una quotidianità "normale", al punto di allenarmi fra una chemio e l'altra.

Finiti i cicli di terapia, purtroppo la malattia non era sparita. Iniziai la radio, ma in confronto alla chemio quest'ultima è stata personalmente una passeggiata. Dopo 2 mesi circa arrivò la tanto attesa notizia: ce l'avevo fatta. Il tumore era andato via!

Una parte di me saltava di gioia, l'altra, più realistica, vive ancora con la costante paura che si possa verificare una recidiva e che questo male possa ribussare alla porta. Quest'esperienza ad oggi mi ha cambiato immensamente e segnato senza alcun dubbio. Ho un'introspezione diversa nel modo di vedere le cose, ha cambiato il mio modo di pensare, vedere e agire. Mi ha fatto capire che ciò che davvero conta nella vita è dare la giusta importanza dalle più piccole alle più grandi cose.

Quel ragazzo tanto orgoglioso di due anni fa non esiste più, ha dato posto a un ragazzo più consapevole, facendo emergere, spero, la parte migliore di me. Il ragazzo di oggi è ora pronto ad affrontare qualsiasi prova che la vita gli presenterà, con la stessa determinazione e forza che ha impiegato per vincere questa battaglia.

Gianluca

Dieci anni e non sentirli

"La vita è un'enorme tela: rovescia su di essa tutti i colori che puoi"

Danny Kaye

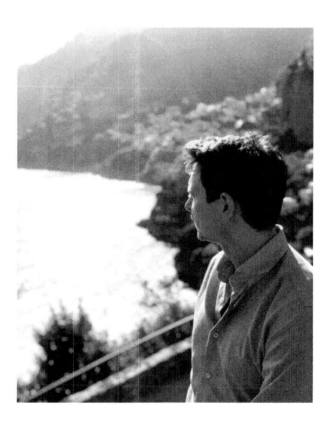

Da dove partire per raccontare questa storia? Beh, non è semplice. Un'idea potrebbe essere quella di partire dal "qui ed ora". Partire da oggi.

Scrivo queste pagine dalla scrivania della mia nuova stanza, tra un corso di Perfezionamento Accademico ed una giornata di lavoro in Reparto. Sì, hai letto bene. Reparto.

Mi presento. Ho 25 anni e sono un Medico. Mi sto specializzando in Chirurgia e, attualmente, lavoro in una U.O.C. di Chirurgia Oncologica Mininvasiva. Non avrei mai immaginato, a distanza di dieci anni esatti dalla diagnosi di Linfoma di Hodgkin, di ritrovarmi a lavorare in un reparto oncologico. Credo sia stato un segno del destino. Proprio in questi mesi, infatti, sto riscoprendo molte cose di me stesso e, più in generale, della vita.

Facciamo un piccolo passo indietro.

Oggi vorrei raccontarti la mia storia.

È una fresca giornata primaverile ed è il 2011. Sono seduto tra i banchi di scuola durante il mio secondo anno di liceo e per puro caso la mia mano nota una "pallina" sul lato sinistro del collo, dolente ed ingrossata. Tornato a casa corro da mamma e, insieme, iniziamo ad ipotizzare di cosa potrebbe trattarsi. Qualche sforzo esagerato durante una sessione di allenamento in palestra? Una piccola cisti del collo? Un linfonodo infiammato, ingrossatosi per un'infezione batterica?

Del resto, passavo la maggior parte del mio tempo con i miei amici a giocare tra i campi e le valli del mio paesino sempre a contatto con la natura, tra fiumi e laghetti. Decidiamo di andare più a fondo e di capire di cosa potrebbe trattarsi, poiché da qualche settimana mi sento spesso stanco e meno energico del solito.

Ecografia delle stazioni linfatiche. Anestesia locale. Biopsia escissionale del linfonodo. Anestesia generale. Biopsia del midollo osseo. Diagnosi.

È il 13 maggio, e mi ritrovo catapultato a Roma nello studio della persona che mi salverà la vita. Su un foglio di carta cerca di spiegarmi cosa siano le cellule di ReedSternberg. Mi spiega che avrei dovuto affrontare delle terapie e che la patologia che mi è stata diagnosticata ha un nome: Linfoma di Hodgkin variante classica, stadio 3A.

Esattamente un mese dopo ho cominciato le terapie, protocollo da adulti nonostante i miei 15 anni. Ero un ometto ormai.

Non avevo una piena coscienza di ciò che mi stava accadendo, quella l'avrei raggiunta più in là.

Dopo i primi due cicli la PET era "pulita". I miei genitori vennero travolti da un'ondata di gioia nonostante io capissi ancora poco di ciò che stava accadendo. Completai la terapia con altri quattro cicli di ABVD e, in seguito, fui sottoposto ad una nuova

159

PET. Ci si interrogava: "Andrea dovrà consolidare il trattamento con la radioterapia?" Da protocollo, sì.

Tuttavia, come ogni storia che si rispetti, ecco un colpo di scena. Siamo a febbraio del 2012 e devo trasferirmi a Roma per cominciare il mese di radioterapia. Una coltre di neve bianca blocca, letteralmente, l'Italia. L'autostrada è chiusa e, al casello, ci rimandano indietro. Troppo pericoloso proseguire verso la Capitale, le strade sono completamente ghiacciate. Dobbiamo riaggiornarci tra due settimane, per iniziare la radioterapia. I giorni passano e, a fine febbraio, il mio "angelo" (la Prof.ssa M. C.) prende una decisione forse rischiosa, ma che a lungo termine mi avrebbe protetto da ulteriori effetti collaterali: «Continuiamo con il follow-up ed evitiamo la radioterapia. Il rischio di recidiva è più alto, ma ormai è passato troppo tempo dalla fine delle chemio…».

Controllo dopo controllo passano cinque anni. «Per noi sei guarito, Andrea!».

Passo dopo passo ho ricominciato a correre, andare in bici. Sono tornato a giocare a calcetto con gli amici con la grinta di sempre! Passati sei mesi dalla fine delle terapie, ho avuto il via libera da parte della Prof. per poter tornare in acqua. Il nuoto era ed è una delle mie passioni. La prima volta in vasca, dopo mesi di stop, è stata una rinascita. Da solo nella mia corsia, vasca dopo vasca, ho avuto la sensazione di tornare ad essere parte del mondo. I pensieri scorrevano veloci e liberi così come scorreva l'acqua sulla mia pelle, che tanto mi era mancata.

Devo dire che, per quanto riguarda le sensazioni vissute in quei mesi, i miei cari sono stati in grado di farmi vivere questo "viaggio" con estrema serenità. A loro devo molto, tutto.

In particolare, oltre che mia mamma e mio papà, desidero menzionare una persona che mi è stata accanto passo dopo passo, durante quel percorso: mio zio, Gino. Una carezza per me, tra una partita di calcio e l'altra in TV, non è mai mancata.

Facendo un salto nel 2016, il destino ha voluto farmi conoscere quello che sarebbe stato il mio "vicino di stanza" per i successivi quattro anni. Tra una parola e l'altra, davanti ad un buon caffè, mi ha raccontato dei suoi viaggi in giro per l'Italia. «Come trovi il tempo per viaggiare così tanto?» «Beh, ogni mese vado a Roma poiché mi sto sottoponendo ad alcuni cicli di terapia. Ho un Linfoma di Hodgkin, e ne approfitto per trascorrere un week-end fuori porta. Tra Toscana, Umbria, Marche, Abruzzo e Lazio, nei giorni che precedono o seguono la terapia!». Dopo quelle parole mi sono sentito per la prima volta meno solo. Mi sono sentito parte di un gruppo, parte del mondo.

Sicuramente, da un punto di vista psicologico, non è stato facile fare i conti con un' esperienza del genere. Soprattutto se vissuta a 15 anni. I momenti difficili si sono fatti vivi solo anni dopo, durante il mio ultimo anno di università. L'esame di Oncoematologia è stato per me una sfida ardua da affrontare, poiché è stato il "trigger" che mi ha fatto prendere coscienza di quello che è accaduto nell'ormai "lontano" 2011. Tuttavia mi ha fatto anche capire che da questa malattia si può guarire. In questi dieci anni ho avuto la fortuna di poter viaggiare molto. Ho visitato decine di città in Italia, in Europa e nel resto del mondo. Ho conosciuto centinaia, migliaia di persone.

Ho stretto amicizie, ho incontrato l'amore.

Ho avuto anche modo di dedicarmi allo studio, diplomandomi nel 2014 e laureandomi nel 2020 in Medicina e Chirurgia. E oggi? Oggi proseguo il mio percorso di studi con la Specializzazione in Chirurgia, e spero presto di poter raggiungere ancora mille e altri traguardi. Quello più importante però l'ho sicuramente già raggiunto: quello di essere vivo, qui con te a raccontarti la mia storia per portarti un messaggio di speranza.

Andrea

Storie di Linfoma durante la pandemia Covid-19

Introduzione

Arrivati fino a qui, ci è sembrato giusto spendere qualche parola sulla situazione COVID e su come questa emergenza sanitaria abbia avuto un impatto rilevante sui percorsi di diagnosi e cura nella nostra malattia e, più in generale, in tutte le forme di tumori del sangue.

Dovete sapere, prima di tutto, che i malati ematologici sono in assoluto fra le categorie più gravemente minacciate dal COVID, a causa del loro sistema immunitario già fortemente compromesso dalla malattia e/o dalle pesanti terapie immuno-soppressive. Iniziamo con qualche dato, per fornirvi una panoramica veloce, ma precisa.

Secondo gli studi condotti dalla S.I.E (Società Italiana Ematologia), la mortalità per COVID nei pazienti ematologici è risultata essere 2,4 volte superiore rispetto alla media nazionale. Fra febbraio e maggio 2020, come riporta AIL, è deceduto addirittura il 37% di malati di linfoma, leucemia o mieloma risultati positivi al

COVID.

Questo significa che la mortalità dei pazienti dei pazienti ematologici è aumentata di ben 41,3 volte rispetto a prima della pandemia!

A tutto ciò si aggiunge un grave problema, che riguarda la donazione di midollo osseo, vale a dire la terapia salva-vita per eccellenza per quei malati che non hanno risposto a tutte le altre terapie disponibili o che comunque necessitano assolutamente del trapianto per consolidare la remissione raggiunta a fatica: stando al Registro Italiano Donatori di Midollo Osseo le nuove tipizzazioni sono calate del 67% rispetto all'anno scorso. Un numero esponenziale, che fa paura, se consideriamo che la possibilità di trovare un donatore compatibile è già relativamente bassa (1 su 100.000!).

Come si traduce tutta questa statistica nella vita quotidiana di un malato ematologico in epoca COVID?

Si traduce prima di tutto in ritardi negli esami per arrivare alla diagnosi, che fanno perdere del tempo prezioso e che si sono verificati sopratutto nelle fasi più "calde" del primo lockdown nazionale.

Oltre a ciò, chi si è ammalato in questo periodo ha dovuto fare i conti con la paura e la solitudine come tutti sicuramente, ma in misura più pesante e dolorosa rispetto alla popolazione sana: la paura di doversi proteggere da tutto e da tutti, per paura di soccombere non al cancro, ma ad un invisibile e minuscolo virus, o ancora peggio, nel caso dei caregiver, di contagiare il proprio figlio, coniuge o genitore sotto terapia causandogli complicazioni anche gravi; la solitudine di dover affrontare lunghi ricoveri da soli, senza poter ricevere visite dalle persone care o di dover rimanere ore in day hospital a fare le infusioni senza compagnia e conforto, o semplicemente per far passare più velocemente il tempo e, infine, di dover ritirare referti importanti da soli e di trovarsi ancora una volta a ricevere notizie, anche brutte, da soli. Poco importa se a 18 o 70 anni. Senza contare che ai pazienti sono state tolte anche quelle piccole possibilità di svago che avrebbero potuto assaporare in un altro periodo, per avere un assaggio di normalità, come trascorre le feste con la propria famiglia o uscire con gli amici.

Le storie seguenti vi porteranno per mano con alcuni di noi a scoprire questi risvolti!

"Si perde tutto a confrontarsi con qualcosa che ti cresce dentro beffandosi dei tuoi sogni, non solo i capelli".

Donatella Moica

La vita è perfetta

"Per quanto assurda e complessa ci sembri, la vita è perfetta. Per quanto sembri incoerente e testarda, se cadi ti aspetta. E siamo noi che dovremmo imparare a tenercela stretta"

Fiorella Mannoia

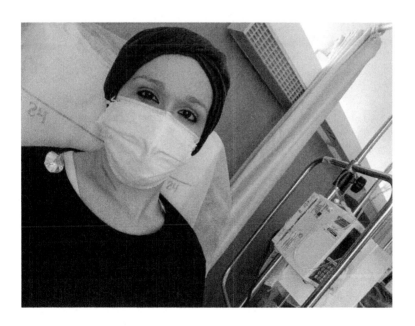

In un periodo che per noi corrisponde a prenotare le vacanze di febbraio in terra thailandese, arriva la grande novità che da lì a un minuto ci avrebbe cambiato la vita.

Faccio un sogno bruttissimo: mio zio Raffaele, morto nel 2003, pieno di sangue. Mi fa una paura incredibile. Mi manda un segnale di pericolo e io inizio a fare esami del sangue. Sembrava tutto ok, poi un fastidio al collo che mi fa pensare alla possibilità di una cisti. Vado dal mio medico curante e mi dice di aspettare, ma io non sono tranquilla. Penso a mio zio che mi ha voluto mandare un segnale, quindi non mi fido e mi reco al pronto soccorso a Salerno, con un' attesa di tre ore. Fortunatamente lì ero in buona compagnia, perché mi accompagnarono i compari di mia figlia, Nadia e Giancarlo, i quali anche loro erano preoccupati nel vedermi agitata.
Arriva il mio turno e quasi non volevano visitarmi. Infine, per togliere ogni dubbio, mi fanno

un'ecografia, da cui sono uscita con le gambe tremanti e la voce rotta. Dissi che era "tutto ok", ma non era tutto ok.

L'ecografista mi ha subito esortata ad approfondire con uno specialista.

Sì, ma chi?

Se hai male a un ginocchio vai dall'ortopedico, ma se hai un linfonodo ingrossato da chi vai? Il medico di turno del pronto soccorso mi fa accomodare, mi dice di far entrare gli accompagnatori con cui ero, che dobbiamo parlare, allora chiamo Nadia e ci fa sedere, mi parla, mi chiede della famiglia, se ho figli, se sono sposata. Poi mi dice che adesso potrei entrare in un circuito un po' diverso fatto di visite, di paure e di ansie, e che io avrei dovuto avere sempre la forza nell'affrontare il tutto. Mi prescrive degli esami e la paura sale ancora di più. Uscimmo dall'ospedale e fuori trovai anche io fratello e mia cognata avvisati già da Nadia che era con me, crollai subito nel pianto più profondo, e loro mi tranquillizzavano, mi dicevano che sarebbe andato tutto per il meglio, ma dentro mi era crollato il mondo addosso. Chiamai mio marito, il quale era a lavoro, gli spiegai un po' la situazione e mi disse "stai tranquilla che andrà tutto bene". Mi accompagnarono a casa e mi comportai sempre nello stesso modo, non facendo notare nulla alle mie figlie, ma in bagno di nuovo il crollo.

Mi do uno schiaffo sulla faccia dicendomi che da domani si riparte più forti di sempre. Inizio a prenotare visite e controlli ed ecco che qui arriva di nuovo il mio angelo custode che mi aiuta in ogni passaggio, dandomi forza e coraggio.

Paura, ansia, nervoso.

Non si riesce a capire chi si era impossessato di me, cosa stava succedendo?

Per capirlo serviva un'operazione. Quindi mi prenotarono un day hospital di 2 giorni.

7 di mattina, mi chiamarono, entrai e mi ricordo i medici che, parlando fra di loro, dicevano che

bisognava asportare due linfonodi anziché uno.
Ricordo tre parole: Andrà tutto bene . Ero impaurita,
ma era andato davvero tutto bene.

Avevo paura del risultato, immaginavo cosa potesse
essere ma non volevo crederci, sarebbe stato troppo
brutto per me.

Dovevano passare 20 giorni, 20 giorni di terrore,
spavento e un continuo soffrire perché l'ansia era
tanta.

Ero agitata, non volevo continuare così...

Risultato.

Ho saputo cosa stava succedendo al mio corpo, chi
si era impossessato di me.

Lui.

Il Tumore.

Un tumore al sistema linfatico che colpisce
principalmente i linfonodi del nostro corpo. Il signor
Hodgkin, di tipo classico a sclerosi nodulare.

Proprio a me dovevi far visita? Pensavo alle mie due
bambine di 2 e 3 anni. Ero titubante, non sapevo

cosa pensare e come comportarmi, pensai: "Adesso
cosa mi succederà"?

Ci fu la prima visita con gli ematologi quel giorno,
fortunatamente erano sorridenti, mi sentivo a mio
agio, anche se dentro mi sentivo nervosa e
preoccupata.

Mi spiegarono cosa c'era da fare, dovevo iniziare
quella cosa che si odia tanto, ma che in fondo salva
le persone, dovevo iniziare quella dannata
chemioterapia. Ho sempre faticato a nominare
questa parola, come se si bloccasse in gola, e tuttora
non riesco a credere che sia successo proprio a me.

Mi spiegarono che avrei dovuto mettere il PICC, un
cateterino che va inserito nel braccio e che arriva al
cuore, così da non danneggiare le vene ogni volta
che avrei fatto la terapia.

Poi TAC/PET per capire la stadiazione, ovvero
quarto stadio avanzato con interessamento osseo.
Una bella doccia fredda. O un bel calcio nel sedere,
vedetela come volete.

Mi chiedevo quando avrei dovuto iniziare ed invece, eccomi, subito…dovevo iniziare subito e non mi ero neanche preparata psicologicamente perché è stata una sorpresa, una brutta sorpresa.

Ed ecco che si parte con l'inserimento del PICC, messo in pochissimo tempo, fortunatamente nessun dolore, solo un po' di fastidio. La paura e l'ansia aumentavano sempre di più, ma dovevo essere forte per le mie due bambine. Il PICC doveva essere disinfettato almeno una volta a settimana, quindi ogni giovedì dovevo recarmi a Salerno per fare la pulizia, ma fortunatamente all'ospedale di Roccadaspide un mio amico infermiere, trasferito lì da poco e che neanche a farlo apposta era specializzato in questo campo, mi disse che avrebbe potuto fare lui la pulizia del PICC, evitando di farmi andare lì a Salerno solo per questo, quindi per fortuna mi faceva tutto proprio qui a Roccadaspide.

E da marzo... olé…

181

Io che non perdevo occasione per assaporare lo spritz con le amiche, mi ritrovo attaccata a delle sonore macchinette da chemioterapia dove il farmaco è di un bel colore arancio… ma proprio non sa di spritz!

Credevo che 5 ore potevano passare velocemente vedendo film o ascoltando musica, ma non era affatto così. Il mio pensiero era rivolto solo a quello che dovevo fare per superare questo piccolo ostacolo.

Iniziarono le mie giornate difficili, anzi le nostre giornate difficili, eh sì perché anche per mio marito erano brutte giornate, il peso di sopportarmi, il peso di accompagnarmi, la forza che mi dava per andare, e così via con la sveglia presto, una ogni due settimane per sei cicli di ABVD. Sei mesi di lunghe attese e di odori che percepivo come sgradevoli, addirittura di cose che prima ritenevo buonissime. Non so ben definire come mi sentivo ogni volta che varcavo quella porta. Mi sentivo strana, ma nello stesso tempo "felice", perché ho conosciuto persone che hanno un cuore pieno di emozioni che non fanno vedere, e una equipe di medici sempre pronti ad aiutarmi se avevo qualche problema.

Iniziarono le nausee e i dolori muscolari, non sopportavo più niente, ma le persone che mi stavano vicine, quelle assolutamente sì. Domanda da un milione di dollari: hai perso i capelli? Sì certo, me lo ricordo come se fosse ieri: il taglio tattico iniziale fatto da mia cognata Anna, da lunghi a corti. Ad ogni lavaggio speravo che rimanessero attaccati sempre meno sulle mani e sui cuscini. Ma sono comunque fortunata.

Il mio è l'anno in cui il Covid ci chiude in casa senza farci uscire. Eh già, perché oltre alla brutta notizia ho dovuto avere anche paura di questo dannato virus che ci sta terrorizzando, ma che fortunatamente non ha bloccato le terapie; infatti, nonostante il lockdown, andavo comunque a Salerno.

È stato un percorso difficile. Pensare a quei farmaci che servono per ammazzare il male che c'è dentro di noi...che potenza che hanno...

Forse, in fondo, quella forte sono stata io, perché ho sopportato e superato tutto questo. Quella che ha combattuto, quella che andava avanti solo con il sorriso. Le lacrime le vedeva il cuscino, quando passavo quelle notti infernali piene di dolori. Si, sono stata forte. Lo ammetto. Dovevo mandare via il bastardo dal mio corpo. Fino ad oggi credevo che la forza in me non fosse mai esistita, ma mi sono ricreduta e ce l'ho fatta. Avanti di chemio fino a giugno. Luglio è il momento decisivo, quello della PET di controllo: l'esito sembra indicare che la malattia è ancora in corso nonostante le cure. Per fortuna si tratta di un falso allarme, uno di quei casi che chiamano "falso positivo" e che ti fanno spaventare. Ho provato agitazione e paura, ma per fortuna è andato tutto bene! Mai farsi prendere dal panico e lasciare andare i pensieri verso la direzione sbagliata! Per rassicurarmi mi chiama persino il mio oncoematologo, semplicemente descritto da me come un mito, unico.

Arriva finalmente settembre e con la fine della chemio, l'inizio del round finale, la radioterapia. Tutti i giorni Salerno/Roccadaspide per 15 minuti al giorno di trattamento, per tre settimane. Ci voleva più tempo ad andare e tornare dalla tangenziale che a fare la seduta. Alla fine si trattava di dover mettere una maschera e restare immobile fino alla fine. Mi piaceva l'idea di lasciare la malattia lontana il più possibile da casa! Dopo alcune sedute avevo problemi nel deglutire, perché avevo un forte dolore alla gola, ma con cortisone riuscivo a resistere. Ora che sono guarita e che a ogni controllo ancora piango dalla fifa, posso solo dire grazie. Sono una nuova persona, il senso delle priorità è stato shakerato e ributtato su un tavolo nuovo, e mi ha lasciato la possibilità di ricostruirlo a mio piacimento... e così ho fatto.

Ringrazio gli amici veri, quelli che mi sono stati sempre vicino, che mi hanno dato tanta forza.

Ringrazio la mia mamma, il mio papà, i miei fratelli e mia cognata Anna che non hanno mai smesso di starmi vicino con tanto amore e con discrezione senza mai essere invadenti.

Ringrazio tutto il personale medico e paramedico, che io ritengo davvero bravissimi e affettuosi.

Ma più di tutti ringrazio Giuseppe, il mio compagno di vita, perché erano sue le spalle su cui ho pianto per quasi un anno, sue le braccia che mi hanno tenuta su e sue le parole che mi hanno fatto guarire l'anima prima del corpo. E ringrazio le mie due pupette, unica mia ragione di vita, che con un solo sguardo mi facevano passare tutti i miei brutti pensieri e i dolori e che mi hanno tenuta sempre impegnata e felice, anche se il momento non era dei migliori.

Ora dico a tutte quelle persone che stanno combattendo ancora...

Non smettete mai di lottare e credere che la vita sia meravigliosa perché è così! E come recita una canzone della mia cantante preferita: "Per quanto assurda e complessa ci sembri, la vita è perfetta. Per quanto sembri incoerente e testarda, se cadi ti aspetta. E siamo noi che dovremmo imparare a tenercela stretta".

Lucia

Scommetto Su Me Stessa!

"La vita è quello che ti accade mentre sei occupato a fare altri progetti"

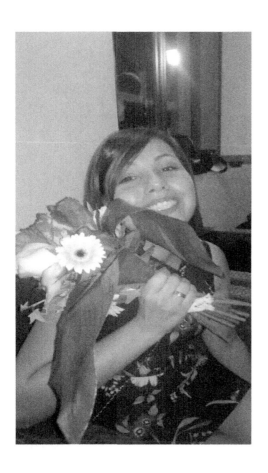

Dicembre 2019, Sardegna. Sono Roberta e ho 33 anni.
Sono al telefono con la mia amica, mentre parlo e disegno
figure geometriche a caso su un foglio. Mi sfioro il collo,
sento una piccola pallina, che ai tempi ho definito
comunemente "ghiandola", ma non le do peso.
Sono reduce dall'influenza, ho molta tosse e altro a
cui pensare: a giugno mi sposo!

Gennaio 2020, passano le festività e la "ghiandola" è ancora
lì. Forse un più grande? Si, ok, ho un ascesso a un dente,
magari sarà quello, ma non sono convinta. Vado dal
medico e decidiamo di fare un'ecografia.

Cavolo. Ci sono tanti linfonodi anomali! Allora
cambiamo nome, non più "ghiandola", ma
"linfonodo". Tanti linfonodi, tanti bastardi. Di lì a
poco TAC, poi un'altra TAC e TAAAAC (si, l'ho
detta alla "Renato Pozzetto"). Optiamo, quindi, per
una biopsia dalla quale non tarda ad arrivare una
diagnosi: «Signorina, lei ha un Linfoma di Hodgkin».

189

Ebbi un attimo di smarrimento. Cos'é un linfoma? (trauma). Dottor Google, immancabile, mi dava le sue drastiche risposte ed io, sempre più spaesata, non riuscivo a fare a meno di chiedere. Sposto il matrimonio e inizio la prassi: BOM, PET, PICC, tutte cose di cui non avevo mai sentito parlare. Siamo ai primi di marzo e decido per varie ragioni di farmi seguire in Piemonte, dove vive mia sorella. Penso già a fare i turni per le mie amiche, il mio fidanzato e chiunque verrà a trovarmi . Si si, magari: lockdown, baby!

Inizio le terapie bloccata lì e senza poter vedere nessun famigliare (Ri-trauma), ma li sento comunque vicini in ogni momento.

Ho un II stadio B. Inizio il mio percorso, mi reco in ospedale bardatissima, misurazione della temperatura, triage, parametri e indosso il mio caschetto congelato per scongiurare la perdita dei capelli (ennesimo trauma).

Quando finisci le infusioni ti senti stanca, spesso e volentieri hai la nausea, ti gonfi come un palloncino, ma tutto scorre. Ci sono momenti brutti, c'è lo sconforto iniziale, ma non hai molte scelte. Devi fare tutto per guarire e lo devi fare mettendoci tutta te stessa! La forza che ti nasce dentro é incredibile, la tua unica alternativa è reagire. E lo fai. Contrariamente ad ogni mia aspettativa, prendo la malattia di petto e scommetto su me stessa.

Giugno 2020. Finisco i miei 4 cicli di ABVD, ho i capelli diradati, ma non li ho persi del tutto (non so se fosse per merito del caschetto, ma c'erano ancora). Posso tornare in Sardegna per un po' prima di iniziare la radioterapia. Ad accogliermi il mio quasi marito. Sotto casa mia ci sono anche la mia famiglia e le amicizie più care.

Li vorrei abbracciare forte, ma non si può, è un'emozione fortissima e io sono diversa: indebolita dalle terapie, ma forte come mai lo ero stata prima.

Luglio 2020. Riparto per chiudere questa storia! Concludo con 15 sedute di radioterapia, che si rivelano molto più scorrevoli della chemio.

Ora siamo a Febbraio 2021, faccio i miei controlli trimestrali e grazie al cielo va tutto bene.

Non sono spensierata come una volta, ma so che ce l'ho fatta. Ho vinto io!

Se tutto va bene, COVID permettendo, a breve mi sposerò e, quel giorno, guardando le persone che amo saprò che tutto questo l'ho affrontato grazie a loro, i quali saranno tutti testimoni della mia vittoria.

Roberta

Beata incoscienza

"Come posso io non celebrarti, vita"

Jovanotti

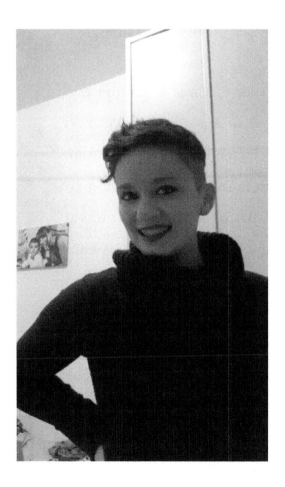

Un tumore. Cos'è un tumore? È una malattia un po'
diversa dalle altre. Ti dà quel senso di smarrimento ed
incertezza che, se glielo lasci fare, ti distrugge anche
l'anima e stravolge la tua vita. Una volta lessi: "Scorgere
l'orizzonte può essere un limite o un'opportunità,
dipende dal significato che gli diamo". Ecco, questa è
stata la mia opportunità.

Mi chiamo Sara, ho 29 anni e la mia avventura con
Mr. Hodgkin è iniziata il 5 Agosto 2020, quando
stavo beatamente chiacchierando con il tabaccaio.
Improvvisamente mi misi la mano sul collo, non so
perché feci quel gesto, ma ad un tratto il mondo
intorno a me si spense e la mia testa si assentò
completamente. Le mie dita si stavano imbattendo in
un "bozzo". Panico.

Uscii dal tabaccaio di corsa, chiamando subito una
mia amica, le dissi che avevo una palla nel collo e che
sicuramente non era nulla di buono visto che, 50
anni prima, mio padre aveva avuto qualcosa di simile.
Era un carcinoma.

Tornata a casa per cena decido di non dire niente a mia madre, ma continuo a toccare quel "bozzo" cercando di pensare a cosa potesse essere.

Il giorno seguente andai dal mio medico di base che mi disse di fare un'ecografia. «Tranquilla che non è un tumore, ma è meglio se fai una TAC» disse l'ecografista. La TAC riscontrò dei linfonodi atipici sparsi nel torace e uno nel collo. Qui, per la prima volta, sentii parlare di Ematologo. Feci agobiopsia e biopsia poi, finalmente, arrivò la diagnosi.

«Signorina lei ha un Linfoma di Hodgkin, un tumore maligno del sistema linfatico». Io già sapevo più o meno tutto perché, al giorno d'oggi, con Google si fa presto (anche se speravo di più su una mononucleosi o su una toxoplasmosi) e mi ero anche iscritta ad un gruppo Facebook proprio dedicato a Mr. H. La PET stabilì che era un II stadio, le parti compromesse erano il mediastino e il collo. Alla fine me la sono cavata con 3 cicli di chemio ABVD e 17 sedute di radioterapia.

195

Pensiamo che queste cose capitino sempre agli altri e mai a noi, ma quando capitò a me fu veramente come se stesse succedendo a qualcun altro. Rimasi immobile e, dentro di me, riuscivo a pensare solo al sushi che avrei dovuto mangiare poco dopo.

La notizia del tumore, in me, non ha suscitato una grande reazione. Mio padre è morto di cancro quando ero piccola, quindi sono cresciuta con la consapevolezza che in questa vita tutto può succedere, anche che un cancro ti porti via dalle tue bambine. Ho accettato da subito la mia malattia, mi dispiaceva di più per i miei cari che per me stessa. Mi sono fatta poche domande. Lasciavo svolgere il lavoro ai medici che mi seguivano, i quali ringrazio infinitamente ogni giorno, soprattutto perché non mi hanno mai trattato come un numero, ma sempre come una persona. Penso che questa cosa sia fondamentale per potersi fidare completamente di chi ha in mano la nostra vita. Io su questo sono stata fortunata.

I miei amici mi definiscono "incosciente" e forse proprio grazie alla mia incoscienza ho affrontato con il sorriso e l'ironia anche questa sfida che ha abbattuto il mio sistema immunitario, la mia salute, ma non la mia anima.

Parliamoci chiaro: le terapie non sono piacevoli e ti sfiniscono, ma io ho ascoltato le parole del mio Ematologo che dopo avermi dato la diagnosi mi disse «Mi raccomando, devi avere "tigna"!»(tigna è un termine dialettale della mia zona per dire grinta). Così é stato. Ho messo tutta la "tigna" che avevo.

Non ho pianto e non mi sono mai chiesta "perché a me?", ho sempre pensato che se mi è successo è perché, da questa lezione di vita, dovevo imparare qualcosa, e così è stato.

Ho imparato che 'esserci' non significa chiamare tutti i giorni e chiedere "come stai?" per poi neanche ascoltare la risposta; 'esserci' vuol dire chiamare anche una volta al mese, ma ascoltare tutto ciò che l'altra persona ha da dire. Ho imparato che persone estranee possono volerti tanto bene, più di molti che chiami amici. Ho imparato a godermi il "qui e ora". Ho imparato ad osservare la bellezza che ci circonda. Durante le terapie il linfoma era diventato il mio scudo dalla vita di tutti giorni. Sembrerà assurdo, ma spesso mi ha restituito quel senso di libertà: libertà da una vita così frenetica, libertà da impegni sociali, libertà che ci neghiamo perché dobbiamo sempre correre per qualcosa e non riusciamo più a goderci i piccoli momenti di felicità come prendere un tè con la tua più cara amica, o fare passeggiate nella natura. Ecco, il cancro ha frenato tutto questo. Mi ha dato il tempo, mi ha risparmiata da impegni inutili e, a gran voce, mi ha detto: "Sara è arrivato il tempo di pensare a te stessa". La chemio, allo stesso modo, era il mio scudo verso il linfoma. Doveva distruggere quella massa che era mutata e mi era cresciuta dentro, ma, allo stesso tempo, stava distruggendo anche me. Piccolissimi cambiamenti, quasi impercettibili, avvenivano sul mio corpo; con il passare del tempo diventavano sempre più evidenti, dal gonfiarsi delle mani, ai capelli sul cuscino, alle occhiaie nere e un colorito sempre più giallognolo. Non mi guardavo molto allo specchio in quel periodo, ma con il tempo ho capito che i complessi che mi stavo facendo erano solo nella mia testa, ero malata e mi stavo curando, non c'era nulla di sbagliato in questo.

Ci sono stati momenti in cui mi sono sentita molto sola perché a volte chi ci vuole bene soffre più di noi, anche se il tipo di sofferenza è diverso. Allora mostrarsi forti diventa quasi un dovere per non vedere star male chi ci sta vicino. In quei momenti ho trovato conforto da un gruppo di persone che mi erano sconosciute ma che, con il tempo, sono diventati pilastri fondamentali nella mia vita. Tutti stavano affrontando o avevano affrontato la mia stessa battaglia e non mi hanno mai lasciata sola. Con loro ho condiviso tutto: i miei dubbi, le mie paure e i miei 'momenti no' perché, parliamoci chiaro, i momenti no ci sono e arrivano per tutti. La parte più brutta è stata la fine delle terapie perché, se è vero che se ne andavano le nausee e le notti insonni dovute al cortisone, se ne andava anche quello scudo che mi aveva protetta dal cancro. Mi sentivo vulnerabile, fragile e scoperta, pensavo che senza la chemio il cancro potesse attaccarmi nuovamente e io non avevo niente con cui difendermi. Anche il quel momento l'aiuto più grande l'ho ricevuto da quelle persone inizialmente sconosciute, ma che nel frattempo erano diventate indispensabili, loro riuscivano a capire quello che nemmeno io ero in grado di spiegare.

Ora invece vi voglio parlare di come si vive un tumore nel bel mezzo di una pandemia. Personalmente me ne sono resa conto solo quando ho sentito altre storie di chemioterapia e visite fatte in compagnia perché, ad essere sincera, per me affrontare il tutto da sola in ospedale era la normalità. Il COVID-19 già da diversi mesi ci aveva abituati al distanziamento, a non vedere gli amici, a stare lontano da baci e abbracci. Quando mi sono ritrovata da sola nel day hospital di ematologia per me era la normalità, non immaginavo minimamente che qualcuno potesse stare con me a chiacchierare durante le sedute, oppure che una mano potesse tenere la mia durante la diagnosi. Pensandoci ora, forse, subire anche questa ulteriore prova ha reso tutto il percorso un po' più difficile, perché ti ritrovi spesso a vagare con la mente quando sei sola, in ospedale, con la flebo attaccata. Fortunatamente questa "pesantezza" è stata alleggerita da fantastiche infermiere che con il loro sorriso e qualche battuta qua e là riuscivano a strapparmi sorrisi anche nei momenti più difficili.

Il tumore non è mai qualcosa che vorremmo nella nostra vita, ma credo che saperlo accettare sia la strada più giusta per sconfiggerlo. Esiste, è dentro di noi e affidarci ai medici è l'unica via che abbiamo.

La vita è bella, ma dopo aver sconfitto un cancro la mia lo è diventata ancora di più.

Vorrei chiudere questo capitolo con una citazione trovata nel web che penso rappresenti la mia esperienza: *"Che si guarisca o meno, la malattia è comunque una sfida a cambiare prospettiva, a dare un senso diverso al tempo che passa, a guardare la vita con occhi differenti."*

Sara

Me and Mr. H.

"La felicità può essere trovata, anche nei tempi più bui,

se ci si ricorda solo di accendere la luce"

Albus Silente

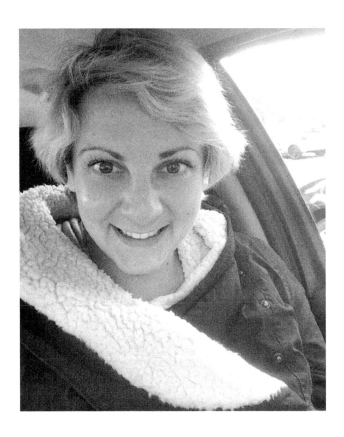

Io e Mr. H. siamo stati presentati ufficialmente durante la pandemia. Dopo più di un anno di insonnia, prurito e valori del sangue sballati, a marzo arriva la prima pallina sul collo. Inizialmente non do peso alla cosa, in quel momento avevo già mio papà che aveva appena scoperto un tumore allo stomaco e che avrebbe dovuto iniziare la chemioterapia. Inizio, però, a manifestare tutti i sintomi del COVID-19 e la pallina diventa sempre più grande e dolente.

La mia dottoressa capisce quindi che ho contratto il COVID-19, per cui inizio tutte le terapie disponibili in quel momento, chiedendo di poter essere curata in casa. Faticavo a respirare e a parlare, ero senza forze, e quella pallina diventava sempre più grande, ne scoprivo di nuove: da qui il sospetto di una patologia linfoproliferativa. Di quel periodo ricordo poco, purtroppo avevo contratto il virus in maniera acuta ed il solo sforzo per respirare mi toglieva le forze.

È aprile quando, facendo una TAC, scopro di avere una massa al mediastino. Mi dicono che appena smaltirò il virus dovrò fare le chemioterapie, che sarà un percorso lungo; mi consigliano di metabolizzare la notizia prima di parlarne, e così ho fatto.

I mesi passano, lo sconforto per le persone care perse a causa della pandemia aumenta la tensione per la situazione, la massa aumenta fino ad essere grande quanto due pugni ed io continuo a fingere un sorriso per risollevare i miei, che comunicavano con me solo tramite videochiamate, nonostante vivessero al piano inferiore. Nella solitudine della mia stanza, dove trascorrevo la mia lunga quarantena, inizio a dare a quella massa un nome, Piton, auspicando che in fondo come lui si riveli "buona" e decido di raccontare la mia storia solo a pochi, tramite messaggio, perché il solo dirlo ad alta voce mi fa ancora mancare l'aria.

A giugno, dopo tre mesi, arriva finalmente il tampone negativo al COVID-19, faccio quindi la biopsia e la stadiazione: Linfoma di Hodgkin con massa bulky. Da lì in avanti vado in ospedale quasi tutti i giorni, giro come una trottola tra gli ospedali di Milano e quello di Bergamo: visite, esami, PORT, crioconservazione, rimozione punti. A metà luglio inizio d'urgenza le cure. Come una guerriera vichinga faccio due trecce, mi trucco, metto i miei calzini con i brillantini (che sono poi diventati il mio portafortuna per ogni infusione) e l'anello che i miei genitori mi hanno regalato con la scritta "Always with you", perchè non potendo entrare in reparto a causa della pandemia volevano ricordarmi che erano sempre al mio fianco.

Inizio così il mio percorso chemioterapico, costituito da 6 cicli ABVD. Dopo la prima infusione decido di comprarmi una tela bianca e, ogni volta che torno dall'ospedale, ci metto uno strato di brillantini. Ogni infusione diventa sempre più difficile da reggere: ci metto più tempo a riprendermi, la vista e la memoria peggiorano, i battiti aumentano, il fiato è sempre più corto, i capelli iniziano da subito a rimanermi in mano a ciocche. La parte più brutta era dover stare attenta al contatto con gli altri, sia per il virus, sia perché le difese immunitarie erano a zero. Non poter avere al mio fianco le mie amiche, non poter abbracciare la figlia della mia amica nata in quei mesi, dover vedere le persone che mi vogliono bene a distanza o tramite uno schermo non è stato affatto facile.

Finalmente arriva il 21 gennaio 2021: mi chiama l'ematologo e mi dice «Marina, è finita: sei in remissione!». Mi ricordo che ero a tavola con i miei, ci siamo messi a piangere e dalla gioia ho iniziato a ballare. Un peso si è tolto dal cuore, finalmente potevo respirare.

È stata dura. Piangevo quando mi rimanevano i capelli in mano o quando i miei amici che non sapevano nulla mi chiedevano "Come stai?" e fingevo di stare bene per non dar loro la preoccupazione della mia malattia, utilizzando la scusa della pandemia per rimandare il vedersi.

È stata dura perché non mi riconoscevo più guardandomi allo specchio. L'ho sempre presa con ironia, per sdrammatizzare, dicendo che ero un po' come il Pokémon Squirtle e che vedevo i draghi. La realtà era che ero distrutta dentro e fuori, vedevo nel riflesso dello specchio uno strano alieno, brutto, con le cicatrici e tanti kg in più. Le persone credono che un effetto collaterale delle chemioterapie sia la perdita di peso, quasi come fosse una dieta. Non sanno che dipende da che tipo di terapia stai affrontando, non capiscono che brutto sia avere sempre la nausea, quando ti sforzi di mangiare quasi non riuscendoci, eppure metti su 30 kg.

È stata dura, ma non sono stata sola: avevo la mia famiglia, il mio ragazzo, i tre amici ai quali ho voluto dire tutto e gli splendidi amici del gruppo "L-factor" che, ognuno con le proprie testimonianze, mi hanno consigliata e supportata durante il percorso (ed anche ora sopportano le mie paranoie!).

È stata dura anche per chi mi stava attorno, non sapendo bene cosa fare. Durante le terapie la notte, soprattutto quando i dolori provocati dalle punture di stimolazione crescita del midollo mi bloccavano gli arti, mia mamma stava sulla poltrona di camera mia per paura di addormentarsi e non sentire la mia chiamata di aiuto.

Nell'ultimo anno ho perso il conto di quante volte io sia stata in ospedale, sono stata in sala operatoria 4 volte ed ho superato la paura degli aghi iniziando a farmi le iniezioni da sola, dovendone fare almeno una al giorno. Alle visite purtroppo nessuno poteva entrare, quindi anche per i miei cari c'era l'ansia di non poter essere lì con me. Mi ricordo che, ogni volta che sono stata in sala operatoria, chiedevo di poter scrivere subito ai miei per far sapere loro che stavo bene, e loro mi rispondevano con una loro foto dal parcheggio per farmi sapere che erano il più vicino possibile a me. Anche durante le terapie nessuno poteva entrare e così loro, o il mio ragazzo, stavano ad aspettarmi appena fuori dall'ospedale, dalle 7:00 del mattino fino a fine terapia, attorno alle 16:00.

Mi ricordo che l'infermiera che mi faceva il prelievo dal port mi tirava sempre su di morale e mi chiedeva sempre di mia mamma, perchè avere la figlia ed il marito che lottano per la vita e non crollare mai è da ammirare, ed infatti non so dove abbia trovato la forza la mia mamma Anna (sì, perchè ormai anche per i miei amici è diventata "mamma Anna", avendo sempre parole dolci e pensieri positivi anche per i miei compagni di avventura, che ormai ha imparato a conoscere).

Per un certo periodo le mie chemio sono coincise con quelle di mio papà, così spesso ci sentivamo al telefono:

«Che fai di bello? Io ho iniziato ora con la sacca gialla»,

«Anch'io un aperitivo di sacca gialla!», e così per tutte e 12 le infusioni.

Non è facile far capire a chi ci sta attorno cosa si sta passando, ma essere sia la paziente che il caregiver di mio papà mi ha fatto capire quanto sia difficile anche stare dall'altro lato, quanto sia brutto vedere una persona a te cara stare male, soprattutto una persona che hai sempre visto come invincibile, una specie di supereroe. Anche ora che fortunatamente siamo entrambi in remissione si ha sempre la paura di non cogliere il minimo segnale di ritorno della malattia. Quando si riceve una notizia di questo tipo non si è mai pronti, ci si sente crollare il mondo addosso. Ciò che mi ha spinto ogni giorno era, ed è, la voglia di vivere che ho e il futuro che voglio vivere. Cercate in voi stessi la forza per lottare, fregatevene di chi se ne va, di chi parla male di voi e aggrappatevi alla vita!

Di cose brutte me ne hanno dette, anche da persone a me vicine, ma sapete una cosa? Non mi importa, conta solo chi c'è stato, chi mi vuole davvero bene. Conta mia mamma che mi portava la pizza ed il succo alla pera per affrontare le terapie, conta papà che mi rasava la testa scherzando, conta Matteo che mi accarezzava la testa mentre dormivo perchè esausta dalle terapie, conta Andrea che mi sollevava di peso quando i dolori alle ossa erano troppo forti per reggermi in piedi, contano le zie che chiedevano di nascosto alla mamma come stessi realmente dato che mi mostravo sempre sorridente, contano i miei cugini che mi hanno dato una piscina piccolina, tutta per me, per regalarmi una parvenza di estate e che mi portavano le brioches alla crema.

La medicina e la Ricerca hanno fatto grandi passi avanti, guarire dal Linfoma è possibile. Affidatevi alle cure, affidatevi agli ematologi, affidatevi alla medicina. Un cancro non si può guarire se non tramite la medicina. La forza del paziente deve esserci, la voglia di vivere, la voglia di lottare e non arrendersi, ma in primis la medicina. Anche fare prevenzione è importante. Fare gli esami del sangue periodicamente può aiutare a tenere controllato il proprio organismo, donare può aiutare i malati ad avere una chance in più, che sia una donazione di sangue, di midollo osseo o a favore della Ricerca.

E adesso? Adesso un po' di paura c'è, paura che Mr. H. ritorni. "Piton" c'è ancora, è in pausa, ma la malattia non c'è più.

Cerco di far ripartire la mia vita con tutti gli effetti collaterali che l'ultimo anno mi ha lasciato. I capelli crescono e sono addirittura biondi, le cicatrici si vedono sempre meno, la frequenza cardiaca pian piano torna ad abbassarsi, ho ricominciato ad andare in bicicletta, ma la memoria ancora non è tornata e la vista ha ancora forti blackout.

Le persone pensano che una volta finite le cure sia tutto passato, ma non sanno che l'esser ributtati nel mondo normale è difficilissimo. Dopo una battaglia di questo tipo non si può mai tornare le stesse persone di prima, si avrà sempre una cicatrice nel cuore.

Il cambiamento non è solo dal punto di vista estetico, è anche dentro. Si è più forti e per certi versi anche più sensibili; si acquisisce un punto di vista diverso su molte cose.

Ringrazio mamma, papà, il mio Hermano Andrea, la mia metà Matteo, le mie ziette, le mie amiche, il mio

Ematologo dtt Rossi e la mia dtt.ssa Pizzi, i due angeli che mi hanno permesso di esser qui oggi a raccontarvi la mia storia.

Il giorno in cui ho avuto la diagnosi ho pianto, ho visto infrangersi il mio sogno di futuro, l'incertezza sulla possibilità di avere figli. Ora invece guardo quella tela, ormai piena di brillantini, e sorrido, perchè c'è una cosa che ho sempre voluto e che mi sono sempre ripetuta: voglio vivere!

Marina

Imparare a lottare

"Spesso la vita ci trascina in posti in cui non si vorrebbe

andare, ma è proprio lì che impariamo a lottare"

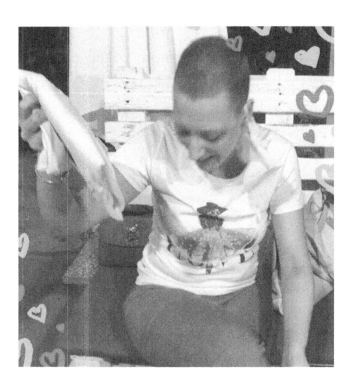

È così che potrei riassumere il mio "percorso" con un ospite indesiderato, Linfoma di Hodgkin. Sono Iolanda, ho 37 anni appena compiuti e sono in remissione da dicembre 2020. Beh che dire, nessuno vorrebbe mai imbattersi in "lotte" o "battaglie" del genere nella propria vita, ma a volte si presentano certi ostacoli e non bisogna far altro che "imparare", ed è per questo che sintetizzo il mio rapporto con il cancro con questa citazione. La malattia arriva senza preavviso, arriva e ti travolge e stravolge sia in positivo che in negativo. Arriva il 20 febbraio 2020: la prima notte, dopo due mesi di notti insonni, che riesco a dormire per tutta la notte, nonostante sia seduta a letto per via della tosse e, cosa che mai dimenticherò, sono riuscita anche a sognare. Il sogno più bello che avessi mai desiderato di fare da mesi: sognai un mio caro amico che persi ad agosto 2019 in un incidente stradale. Un amico dolce, bello e molto, molto positivo; infatti, in quel sogno rideva, rideva tanto e mi fissava in continuazione. Mi svegliai super felice di averlo finalmente rivisto e per aver finalmente nuovamente ascoltato la sua risata. All'improvviso sentii una cosa strana tra il collo e la spalla. Mi feci come d'abitudine la doccia, mi vestii e mentre mi truccavo mi accorsi di un rigonfiamento sul collo, come una di pallina da tennis, ma senza curarmene andai al lavoro felice per aver sognato Francesco, così felice che lo postai anche su Facebook. Francesco da quel giorno non mi ha mai abbandonata e in qualche modo si è sempre fatto "vivo" quando più ne avevo bisogno (il mio angelo custode): mi veniva a trovare nei sogni, mi faceva sentire la sua "presenza" durante le terapie e la sua risata mi attraversava la mente ogni qualvolta che il negativo offuscava i miei pensieri.

Innegabilmente, la notizia di avere un cancro dentro di te non è assolutamente una bella cosa da sentirsi dire e soprattutto da dover accettare, ma quando arriva non devi fare altro che indossare i guantoni e cominciare a menare. É per questo che dal giorno della diagnosi il mio motto di vita è ormai diventato il seguente: "È una regola che vale in tutto l'universo". Chi non lotta per qualcosa ha già comunque perso e anche se la paura fa tremare non ho mai smesso di lottare".

Certo, l'inizio e l'impatto ti spiazzano, ti struggono e non ti permettono in nessun modo di essere lucida e di non chiederti "Ma perché a me? Perché?", in quanto fino a quel momento pensavi non potesse mai toccare te. Noi umani ci sentiamo invincibili, ma poi arriva un mostro invisibile a farti capire che siamo nulla e che la nostra "invincibilità" non esiste nemmeno nei nostri sogni e dopo averlo accettato, mandando giù il magone, ti accorgi di quante cose si dovrebbero evitare.

Sono stati cinque mesi di chemioterapia (a cui poi è seguita la radioterapia) in cui ho pianto, ma ho anche riso tanto, ho sofferto, ma ho anche gioito; sono stati mesi "pieni" di forti emozioni positive e negative. Sono stati mesi in cui non mi riconoscevo né fisicamente, perché inevitabilmente il tuo corpo cambia (diventavo sempre più magra, perdevo i capelli e il mio colorito si avvicinava sempre più a quello di un fantasma), né psicologicamente. Avevo tirato fuori una calma che non mi era mai appartenuta ed una serenità che nessuno si spiegava, nemmeno mia mamma (chi meglio della mamma ti conosce). Ho sofferto molto la lontananza dei miei nipoti durante il lockdown, ma poi mi hanno invaso le giornate, non dandomi modo di pensare perché mi mettevano KO (loro erano sempre a mille e io a zero). Hanno sempre rispettato e capito, senza fare alcuna domanda, nonostante soffrissero e ne fossero colpiti e traumatizzati. È stato in quei momenti che ho apprezzato e amato i pomeriggi estivi passati a letto con mia nipote a cantare e ballare "La bella lavandaia", o le lotte con mio nipote che non erano più fatte di fisicità, ma di sguardi e sfide a chi ride per primo. Ho anche sofferto, e soffro ancora, tantissimo la lontananza da casa e dalle mie amiche di sempre (non nomino il mio, ormai ex, ragazzo, perché non lo merita: ha avuto il barbaro coraggio di riavvicinarsi, di passare del tempo con me quando sono tornata a casa dopo le chemio e di darmi attenzioni e affetto, per poi confessare che non mi amava e non aveva detto nulla solo perché io stavo male), ma allo stesso tempo ho scoperto di essere circondata da tanta tantissima gente che mi vuole bene e che, nonostante non abbia avuto la possibilità di starmi accanto fisicamente, ha saputo supportarmi alla perfezione a distanza e ha saputo, cosa da non sottovalutare per un malato di cancro, rispettare i momenti no oltre che i tempi. Ho rivalutato molte persone sia in maniera positiva che in maniera negativa; in un certo senso ho rivalutato anche me stessa, che ho sempre definito "debole ed incapace di fare le cose da sola". Eh sì, non sono mai stata sicura di me e solo la malattia ha reso possibile questa cosa: se sono riuscita ad affrontare questa sfida da sola (la più grande e la più tosta che nessuno dovrebbe mai affrontare nella propria vita), senza poter nemmeno stringere la mano della mia mamma durante le mille visite che si sono susseguite, e durante le terapie che duravano oltre 3 ore (il COVID purtroppo ha reso tutto più difficile, più triste e più "isolato"), allora sono pronta a tutto, anche a mandare giù una storia d'amore a cui ho creduto molto e a cui ho

221

dato tutta me stessa nonostante tutto. La malattia mi ha cambiata e lo sta ancora facendo, ma una cosa è certa, non l'ho mai maledetta e, paradossalmente, più passano i giorni e più mi accorgo che devo ringraziarla perché è grazie a lei che ho scoperto di poter superare i miei pregiudizi (esistevano ed esistono solo nella mia mente), di potermi mettere in gioco, di DOVERMI mettere al primo posto non per egoismo quanto per amor proprio e di imparare, piano piano, a volermi bene e a diventare la mia priorità in assoluto. La malattia mi ha reso molto più sensibile di prima (mi definisco "lacrima facile" ormai) e molto più romantia: mi emoziono anche solo vedendo i fiori che cominciano a sbocciare; mi emoziono quando ricevo l'abbraccio della mia migliore amica dopo 8 lunghi mesi, così forte da avvertire addirittura dolore alle costole, in quanto il mio corpo in quel momento era ancora indebolito dalle terapie. La malattia mi sta rendendo

DONNA.

In questo periodo buio ho conosciuto, seppur virtualmente, dei ragazzi splendidi che mi hanno fatto compagnia durante le terapie, che mi hanno capita e mi capiscono ancora oggi (perché solo chi ha vissuto le tue stesse vicissitudini può comprenderti nel vero senso della parola), che mi supportano quando crollo e ho i miei momenti no. Loro non mi hanno mai fatta sentire sola e, anche quando necessitavo di un abbraccio, sono stati capaci di farmi sentire la loro presenza al punto da sentire di essere abbracciata per davvero. Spero davvero un giorno di poterli conoscere piano piano tutti e di poter festeggiare assieme. Ovviamente, come in qualsiasi gruppo, c'è sempre qualcuno con cui leghi di più (in questo caso Alessandra) e ti senti ogni giorno, a volte anche più volte al giorno, come fosse un'amica di sempre; poi c'è chi stimi più di altri perché ha un "dono" enorme di "sopportazione" per tutto il percorso che ha dovuto affrontare (è il caso di Emanuela) e che sta ancora, in questo preciso momento, affrontando (è il caso di Salvatore), e che mi hanno dato un esempio di carica e forza inimmaginabile; e poi tutti gli altri che in qualche modo fanno parte della mia "nuova" vita, di cui non riuscirei più a fare a meno e contribuiscono a rendere questo mio periodo di "ripresa/rinascita" meno pesante e spesso più divertente (sì divertente perché con loro sdrammatizziamo sempre sulle nostre disavventure e sulle nostre "disgrazie" nonostante tutto). È proprio da questo nostro gruppo di amici "virtuali" che è nata questa idea che ci auguriamo possa essere di aiuto, di supporto e di esempio a chi si trova ad affrontare questa esperienza e si ritrova disorientato come ognuno di noi si è sentito all'inizio.

A chiunque si trovi a dover affrontare questa grande prova, dico solo di NON MOLLARE MAI perché "il sole esiste per tutti".

Iolanda

Più forte di prima

*"Perché se è vero che la vita mi ha fatto lo
sgambetto, io sono pronta a
rialzarmi più forte di prima"*

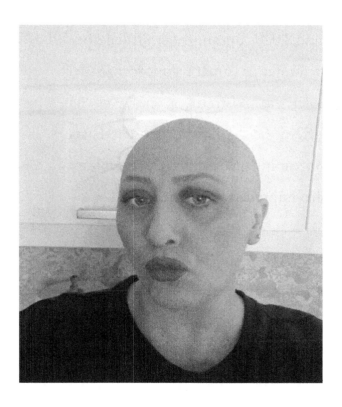

Fin da bambina sono sempre stata "forte", quella che, se i fratelli prendevano un virus, la varicella o anche un banalissimo raffreddore, lo scansava. Sono praticamente cresciuta così, quasi mai ammalata, raramente la febbre e così via…

Anche quando ho partorito, "Wow! Quasi una passeggiata!".

Poi è arrivato l'anno 2020, un anno già difficile per tutti, in cui abbiamo fatto l'amara conoscenza del Coronavirus che ci ha costretti a casa, ci ha allontanato dagli affetti e ci ha fatto capire che basta un attimo per non capire più niente, per realizzare che la vita è davvero imprevedibile e preziosa.

Nel dicembre 2020 c'era fermento nell'aria, nonostante il virus, si stava aspettando che arrivasse la fine dell'anno per buttarsi questa brutta esperienza alle spalle. Ancora non sapevamo che sarebbe durata ancora un po' e che ancora dura, ahimè. Era il 12 dicembre ed io, come sono solita fare dopo cena, ero al pc a giocare a burraco con la mia adorata amica Maria, "Ciccia", che vive a Brindisi. Tra una battuta e l'altra, un "sei di mano" e una risata, porto la mano al collo e sento sotto le dita un bozzo... «Mah» pensai «Che strano, che cosa sarà?». Ne parlai con lei che mi disse «È un linfonodo, devi farlo controllare.»

In genere quando mi succedono queste cose, tipo mal di testa, mal di gola e altri piccoli malanni, passo all'autocura con pratici farmaci da banco e non ci penso più, ma quella sera ho sentito qualcosa di diverso, era la mia pancia che mi diceva che quel bozzo nascondeva qualcosa, pur non arrecandomi nessun danno: né dolore, né altro. L'indomani chiamai la mia ginecologa/endocrinologa, per parlarle del "bozzo", la quale mi consigliò di fare subito un'ecografia. Ok. Prenotai l'ecografia per il 16 dicembre. Entrai in quello studio con il cuore un po' pesante, non lo so, una sensazione un po' insolita. L'esame in sé durò solo qualche minuto. Sul referto il tecnico prescrisse RX torace, mammografia ed ecografia al seno e, nel consegnarmelo, mi disse: «Se lei fosse mia sorella, le consiglierei di fare questi esami quanto prima». Non so dire cosa ho provato, forse anche un po' di fastidio. "Che esagerazione!" pensai! Non so spiegare esattamente perché, ma quelle parole erano come una nenia nella mia testa, non sapevo ancora perché ma quei controlli li dovevo fare!

Nei 20 giorni successivi, frenetici e assurdi, perché c'era di mezzo il Natale, i laboratori chiusi, i medici in vacanza, ho cercato di fare tutto. Se la mammografia e l'ecografia al seno non davano da pensare, la radiografia al torace invece sì: due parole, mai sentite in vita mia, "slargamento mediastinico".
È stata quella la prima volta che sentii un'altra parola a me nuova, ma che questa volta mi ha fatto sentire la paura: Linfoma.

Ovviamente per prima cosa (errore che facciamo tutti... credo) andai su Google e scrissi: "Cos'è il

Linfoma". Tumore, cancro, chemioterapie, percentuali di guarigione... com'era possibile? Forse si erano sbagliati, anzi sicuramente si erano sbagliati, io stavo bene, non avevo niente! Nessun sintomo, nessun problema, eppure io lo sapevo che quello che mi avevano detto era vero, io ce l'avevo. Ho pianto la prima volta, ho pianto tanto, avevo 40 anni, due splendide figlie, tanti progetti... e adesso avevo un tumore.

Dovevo fare esami di cui non avevo mai sentito il nome: PET, TAC, contrasto, radiofarmaco... L'ansia e la paura erano ormai nei miei occhi, era difficile nasconderlo, soprattutto a mia madre e alle mie figlie. Hai voglia a dire «Faccio solo dei controlli, stai tranquilla mamma». Dolce e forte la mia mamma, quando la guardo ringrazio Dio perché anche se sono "grande" ed ho figli, quando si sta male, la carezza di una mamma è sempre la base per un sorriso, quasi ti fa sentire meglio.

I giorni seguenti furono uno strazio, ero in attesa della visita dall'ematologo e dal chirurgo che avrebbe asportato un linfonodo per fare la biopsia. «Per dare un nome e cognome a questo linfoma» mi aveva detto l'oncologo, «Ce ne sono di vari tipi e varianti, senza la biopsia non possiamo sapere con precisione».

Era la mattina del 23 dicembre quando mi svegliai e trovai mio marito in cucina a piangere. Non so spiegare cosa ho provato, ma vedere quell'uomo sempre forte, grande e grosso piangere, mi ha stretto il cuore.

Gli dissi: «Ascoltami bene, linfoma o no, domani è la Vigilia di Natale e io non permetto a questo "coso" di rovinarmi il Natale. Tanto ormai ci sta, non conosciamo il suo nome, anzi» ci scherzavo «il nome lo sappiamo, dobbiamo sapere solo se ha un cognome o no, quindi a gennaio ne riparliamo». Da quel momento non abbiamo più parlato di "coso", l'abbiamo messo da parte e abbiamo festeggiato il Natale, come ogni anno.

Quando è arrivato il referto della biopsia era febbraio inoltrato, perché a gennaio, ahimè, ho contratto il coronavirus. Quanto abbiamo riso, io e mio marito, quando il chirurgo mi ha chiamata per dirmi che non potevo fare l'intervento perché positiva al COVID! Da quel giorno mio marito ha iniziato a chiamarmi "Jellatina", ma ci sta, dai… e che cappero!

Linfoma di Hodgkin.

«Nella sfortuna sei stata fortunata Stefania, le percentuali di guarigione completa sono veramente alte» mi disse l'ematologo. «La prognosi è buona rispetto ad altre». Sinceramente le ho apprezzate solo tempo dopo queste parole, perché lì per lì non mi sentivo per niente fortunata.

Non so se quello che ho provato io lo hanno provato anche altre persone che hanno ricevuto la mia stessa diagnosi. Io, nonostante avessi intorno la mia famiglia, i miei amici, e tutto l'amore che si può immaginare, mi sono sentita all'improvviso sola. Non sola fisicamente, sola nel profondo, nel mio intimo. Mi sono sentita abbandonata, come se la vita mi stesse facendo lo sgambetto, mi stava tradendo ed io non potevo farci nulla. Non ci dormivo la notte, perché non avevo ancora accettato il fatto che fosse capitato a me. La parte fondamentale, lo avrei scoperto dopo, era l'accettazione della malattia, l'accettare che ti era capitata una cosa, brutta sicuramente, ma che si poteva combattere. Io ero ancora nella fase in cui, non accettando quello che mi stava succedendo, non vedevo davanti a me la strada giusta, l'atteggiamento gagliardo che avevo sempre avuto in tutte le cose.

É stato in una di quelle notti insonni che mi sono imbattuta in un gruppo Facebook, "Sconfiggiamo il Linfoma di Hodgkin". Dopo averci pensato tanto, ho preso il coraggio a quattro mani, mi sono iscritta anche se, mi sento stupida adesso a ricordarlo, avevo vergogna a scrivere della mia malattia e di mettermi a nudo.

Un semplice post strampalato, scritto di getto, mi ha ridato quella fiducia che avevo perso; ricevetti tante manifestazioni di affetto da gente sconosciuta, ma che sapeva esattamente cosa stessi provando. Leggere le loro esperienze mi ha fatto di colpo accettare la malattia, mi ha aiutato ad affrontarla nel modo giusto, accettando i piccoli cedimenti di pianto, di sconforto, riprendendomi subito dopo grazie alla loro forza, che un po' hanno infuso anche in me.

Spiegare a chi ti è vicino come stai o come ti senti non è la stessa cosa di spiegarlo a loro, semplicemente perché a loro non devi spiegarlo. Se dici che hai la nausea loro lo sanno di che tipo di nausea parli, se dici cose come "mucosite" o "PICC" o "PORT" loro sanno di che parli e questo è meraviglioso, ti fa sentire meno sola. Da queste persone speciali, ho imparato anche a ridere delle mie disgrazie legate a "coso". L'autoironia e il sorriso sono armi fortissime per affrontare questo percorso. Quindi a tutti voi, grazie di cuore.

Non posso ancora dire di avercela fatta perché sono all'inizio del mio percorso per sconfiggere "coso", ma il mio atteggiamento è completamente diverso dall'inizio: oggi combatto ogni minimo sintomo della chemio, ogni nausea, ogni dolorino, ogni malefatta che mi può fare. So che "coso" non vincerà mai, gli concedo solo di sostare nel mio corpo il tempo necessario per prenderlo a calci e mandarlo via.

Stefania

Mille ed una ragione per sorridere

*"Quando la vita ti da mille ragioni per piangere,
dimostra che hai mille ed una*

ragione per sorridere"

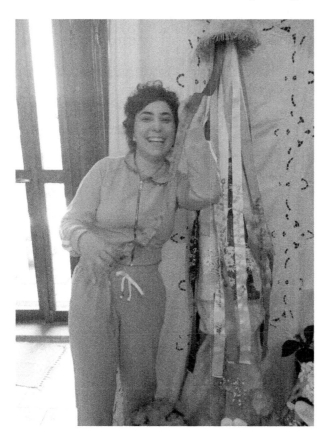

Sono Cristina dalla Sardegna ed ho 25 anni. Febbraio 2020. Un giorno, giocando con il mio ragazzo, sentii per caso una pallina sotto l'ascella. Per un attimo fui travolta dal panico e pensai "Oh mio Dio". Essendo ipocondriaca, il mio ragazzo per tranquillizzarmi mi disse che ce l'aveva anche lui quindi smisi di pensarci. I giorni passavano e i sintomi, che avevano iniziato a farsi sentire, erano sempre più presenti: prurito, febbre, sudorazione notturna. Preoccupata, decisi di andare a fare una Rx al torace, sentivo che c'era qualcosa, ma speravo sempre fosse solo una mia fissazione.

Il 3 marzo 2020 entrai a fare la visita. Dopo pochi minuti arrivò la dottoressa Maria

Grazia che, con un'espressione turbata, mi disse: «Dobbiamo sottoporti subito ad una TAC, c'è qualcosa che non va». In quel momento non riuscii più a resistere e crollai in un fiume di lacrime.

Il 4 marzo 2020 andai a Nuoro, a due ore da casa mia. Un lungo viaggio. Mi sentivo come se la mia vita fosse crollata. Aspettai il medico che mi rincuorò molto. Era comunque una notizia durissima da accettare. Proprio il giorno dopo arrivò il boom del COVID, tutto chiuso! Feci la biopsia e dopo diversi giorni mi arrivò la diagnosi di Linfoma di Hodgkin. «Uno dei più curabili», mi dissero.

1° aprile 2020, la mia prima chemioterapia. Sentivo delle strane sensazioni dentro di me: un misto di ansia e paura, ma ero comunque ottimista; ero lì per curarmi, per salvare la mia vita!

La seduta non era andata molto bene, ma ero consapevole e rassegnata al pensiero che dovevano ancora passare altri sei lunghi mesi! Persi i capelli e mentre loro cadevano io sentivo solo una gran delusione. Era la cosa che più mi aveva delusa. Poi pensavo "Chi se ne frega! Cresceranno più forti di prima". L'unica cosa che non mi mollava mai era la fastidiosa nausea, al punto che ormai mi preoccupavo quando mi svegliavo senza.

Furono lunghi mesi, ma dovevo sconfiggerlo, per forza. Avevo ancora tante cose da fare. Troppe! Arrivai all'ultima seduta di chemio. Ero strafelice, ma iniziai ad avere un affanno incredibile. Pensai al Covid, ma il tampone risultò negativo.

Mi fecero aspettare per poi dirmi: «C'è qualcosa che non va.». Panico totale. Pensai: "Che cavolo succede ora?". Mi ricoverarono e mi sottoposero ad una TAC che rivelò una broncopolmonite da farmaco. Tre giorni attaccata all'ossigeno e tre mesi e mezzo di cortisone e antibiotico… ero diventata un pallone. Passò anche quello.

Aprile 2021: Ho vinto, ho sconfitto il cancro, ho vinto io!

Crederci sempre!

Cristina

L'unico club dove non ci si iscrive volontariamente

"E voo innànz a rüzzà la mia biglia finché, finchégh'è tera lee la voeu rutulà Cun un plettru e una pastiglia, la mia biglia in sacòcia...la porterò a ca'"

D. Van de Sfross

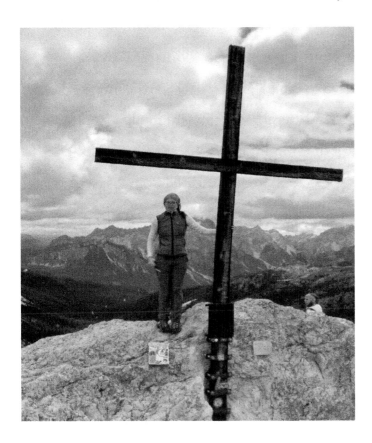

Da giorni penso e ripenso a come iniziare questa storia, a come raccontare, a cosa voglio lasciare a tutti voi con queste parole, ma non è facile: forse perché ho terminato il percorso da pochissimo, anzi, i risultati finali li saprò solo fra un paio di mesi.

Mi chiamo Beatrice, ho 26 anni e sono un'educatrice museale. L'esperienza che mi ha portato fino a qui ha inizio in un giorno ben preciso, domenica 26 luglio, al rientro da 5 meritati giorni di vacanza mentre la situazione Covid sembrava più tranquilla: sono a pranzo a casa di Giorgio, il mio ragazzo, fa caldo, ho i capelli raccolti che, al contrario del solito, lasciano scoperto tutto il collo. È forse per questo motivo che lui nota qualcosa che, fino a quel momento, nessun altro ha visto: «Hai il collo un po' gonfio, lo sai?» «Rosso? Sarà per il caldo» «No, gonfio!» «Che strano, dopo controllo». Il giorno dopo sono dal mio medico di base, il gonfiore sono linfonodi, non è la prima volta che si gonfiano, continuo a ripetermelo, quando ho fatto i buchi alle orecchie ho dovuto fare due settimane di antibiotico per farli sgonfiare; però è strano, stavolta non sento nessun fastidio. Da quella visita parte un vortice che mi risucchia lasciandomi solo poco tempo per riflettere: entro venerdì ho fatto più visite mediche rispetto ai 10 anni precedenti, 3 ecografie, esami del sangue, radiografie. Quella sera, approfittando della pausa che il Covid ci ha dato durante l'estate, festeggiamo gli 80 anni del nonno. A parte lui e la nonna, tutti sanno quello che sta succedendo. Ormai abbiamo capito che non si risolverà con qualche pastiglia, sono seguita nel reparto di Ematologia-oncologia, è inutile girarci attorno. Tuttavia il cattivo non ha ancora un nome, potrebbe averne diversi e, mentre scattiamo le foto, il pensiero che non so se ci sarò l'anno dopo rischia di farmi scoppiare a piangere in continuazione. Gli altri ci stanno pensando? Sono quasi sicura, almeno per quanto riguarda mia mamma e mio papà, di sì. Il 12 agosto mi sottopongo all'esame che mi spaventa di

241

più: la biopsia. L'anestesia generale, che tanto mi faceva paura, si rivela invece un fantastico sedativo che non mi causa nessun problema. In pochi giorni arriva il responso che temevo ed insieme speravo: Linfoma di Hodgkin. Lo temevo perché, in fondo in fondo, una piccola parte di me continuava a sperare che fosse solamente un'infiammazione, un batterio, una qualunque cosa che non portasse alla chemioterapia. Lo speravo in un certo senso perché, come mi ha detto il chirurgo quando ha saputo della diagnosi, «Tra tutti i tumori hai preso quello migliore». Il mese seguente è un conto alla rovescia per iniziare le cure, non vedo l'ora di partire. Nel frattempo, in meno di un secondo, un'infermiera decide che le mie vene non sopporteranno la terapia e mi viene impiantato un Port- a-cath, catetere venoso centrale da cui inietteranno i farmaci. A parte il medico decisamente poco empatico che svolge la procedura, si rivela una scelta ottima. Ancora oggi "l'aggeggio" sta sotto la mia pelle senza dare il minimo fastidio.

Il 21 settembre, finalmente, faccio la prima delle otto infusioni previste. Inizia una routine nuova, da cui non si può scappare: infusione, qualche giorno a pezzi, la "resurrezione", una settimana di ripresa e via con una nuova infusione a 14 giorni di distanza. A parte la spossatezza e la nausea posso dire che reagisco abbastanza bene; cerco, a parte i primi giorni, di fare delle passeggiate e di non lasciare andare i muscoli e, soprattutto, i polmoni alle bombe che a lunedì alterni mi iniettano. Dopo due cicli (quattro infusioni) l'esame di metà percorso dà un buon esito: la malattia c'è, ma è in netta e significativa riduzione, quindi si procede! È strano come, fino a questo punto, io non abbia menzionato la costante che accompagna la mia vita da ormai un bel po' di anni... l'ansia. Non l'ansia prima di un esame, di un colloquio, ma l'Ansia con la A maiuscola, quella che ti fa arrivare ad avere gli attacchi di panico, che ti rende difficile prendere i mezzi pubblici, che rende una vacanza stressante e che, da qualche tempo, è sotto controllo grazie alla mia fantastica psicologa e, senza alcun problema a dirlo, ad alcuni leggeri psicofarmaci. Fino a dicembre si è messa da parte, si è nascosta, non ha fatto rumore: i giorni prima della diagnosi dormivo come un sasso, mi sono appisolata in sala d'attesa prima della radiografia che avrebbe stabilito lo stato dei miei polmoni. Piano piano però, visita dopo visita, flebo dopo flebo è tornata a galla e l'ha fatto nel momento forse meno adatto: nei giorni di Natale, infatti, la mia mente, dopo aver sopportato a lungo, ha avuto un crollo, lasciandomi una grandissima fragilità emotiva proprio alla vigilia dell'ultima chemio. Una giornata indimenticabile, non fosse altro per i 20 cm di neve sulle strade che hanno costretto me e i miei genitori ad una vera e propria spedizione per raggiungere l'ospedale in orario.

Nonostante la fine della chemioterapia sembrasse un traguardo irraggiungibile, alla fine si è concluso anche questo percorso, lasciandomi giorno dopo giorno un po' meno malconcia, un po' più sana. Dopo qualche settimana si è arrestata la caduta dei capelli: a metà ottobre, iniziata la quasi inevitabile caduta, Giorgio (che non ringrazierò mai abbastanza per questo) me li aveva tagliati a un centimetro. Non ho avuto il coraggio di rasarli a zero, nascondendo i sempre più visibili buchi con bandane e berretti: incredibilmente, però, in poche settimane il diradamento è sparito lasciandomi dei capelli corti sì, ma nuovamente folti. Se ripenso ai mesi passati, una delle cose che mi sembra più incredibile è quanto poco io abbia pianto. A parte qualche sfogo solitario in doccia, il primo vero pianto è stato di gioia, all'arrivo della conferma che la terapia aveva fatto il suo dovere. Un SMS mi ha avvertito che sul fascicolo era disponibile l'esito dell'esame decisivo, la PET. Non riesco a descrivere l'ansia mentre di corsa

245

accendevo il pc (che puntualmente va in tilt, come sempre nei momenti cruciali, credo lo faccia apposta), inserisco password, pin, accetto liberatorie e finalmente accedo al documento: remissione completa! Le gambe mi tremavano talmente tanto che ho dovuto aspettare qualche minuto prima di scendere a dare la notizia ai miei genitori, singhiozzando come non facevo da mesi. Negli interminabili istanti in cui attendevo di conoscere l'esito, a farmi compagnia c'erano delle persone speciali, grazie alle quali nasce l'idea di scrivere questa storia: sono i componenti di un gruppo Telegram che mi ha accolta quando non avevo ancora una diagnosi e che, come me, si sono scontrati con Mr. Hodgkin. Ragazze e ragazzi, da tutta Italia, con un mostro in comune e tante differenze: sempre presenti per rispondere a domande per cui non è il caso di scomodare il medico, per tirare su di morale chi è in un brutto momento, per festeggiare le buone notizie, per ridere e chiacchierare del più e del meno con persone lontane ma vicine emotivamente, che possono davvero capire cosa si prova ad affrontare questo percorso. Non ricordo esattamente chi mi ha invitato a far parte del gruppo, ma a lei (sono sicura che sia una lei) va un enorme grazie! Ho trovato delle persone fantastiche che non vedo l'ora di incontrare, appena sarà possibile, di persona.

Ah già! A complicare il tutto il mio percorso fino a questo momento ci ha pensato il COVID. Il tutto si è svolto in un periodo, come sapete, di emergenza sanitaria senza precedenti: le lunghe ore di attesa in ospedale sono state solitarie, così come l'attesa interminabile della fine di quelle odiate quanto indispensabili flebo; i miei contatti, da ottobre a gennaio si sono limitati ai miei genitori, a mio fratello e a Giorgio. Qualche veloce scambio con i nonni in giardino e, in un paio di occasioni, visite di amici che, per vari motivi, si erano appena sottoposti ad un tampone che aveva dato esito negativo. Egoisticamente devo però ammettere che l'inevitabile isolamento mi ha fatto sentire in qualche modo meno sola, meno esclusa: non potevo uscire con i miei amici, ma neanche loro potevano vedersi, ho dovuto smettere di suonare il clarinetto (suono nella Banda del mio paese), ma neanche gli altri musicanti hanno potuto provare e preparare concerti. Pensieri egoistici, come già detto, e forse cattivi, che però mi hanno aiutata ad affrontare la mia condizione. E dopo? Per consolidare il risultato ottenuto con la chemio mi sono sottoposta a 15 sedute di radioterapia che hanno dimostrato, come se ce ne fosse bisogno, la mia capacità di focalizzare l'ansia sugli aspetti sbagliati: ero terrorizzata dalla maschera plasmata in plastica usata per tenere immobile il paziente, che alla fine non si è rivelata un problema, mentre ho decisamente sottovalutato gli effetti che le radiazioni avrebbero avuto sulla mia gola. Vi posso assicurare che dopo aver passato 15 giorni a mangiare omogeneizzati, pappine per lo svezzamento e gelati, accompagnati da antinfiammatorio, mi sono ricreduta! Tuttavia anche questo, piano piano, lo sto lasciando alle spalle. La deglutizione non è più un problema e i sapori stanno lentamente tornando alla normalità.

Adesso? Ora cerco di riprendere in mano la mia vita, piano piano, il corpo deve riprendersi ancora, ho bisogno di molto più sonno, la concentrazione è diminuita ma spero di recuperare del tutto. Ho ricominciato a lavorare, spero che la pandemia mi permetta presto di tornare a lavorare nei musei. Sono cambiata? Dicono che la malattia migliori le persone... è vero? Non so dare una risposta onestamente, io mi sento ancora la Beatrice di prima, la stessa che fino ad un anno fa non avrebbe mai immaginato cosa le avrebbero riservato i mesi successivi. Tuttavia, non dimentico nulla di ciò che mi è successo, non riesco, a volte mi tornano in mente come dei flash le immagini delle cure, dei giorni più difficili; quasi tutte le notti sogno di avere nuovamente i capelli lunghi, di legarli, di pettinarli... cerco di non pensare ai prossimi controlli, non riesco ad immaginare di ricominciare, la paura è tanta, quindi forse sì, sono cambiata. Di sicuro mi accorgo di rivalutare i problemi, mi arrabbio con chi se la prende per intoppi della vita quotidiana, mi sembrano irrilevanti, mi viene voglia di ribattere: «Prova un'infusione di chemio!» e poi ovviamente mi trattengo. Cambiata forse sì, migliorata mi sa non tanto.

In questo percorso ho avuto la fortuna di avere accanto a me i miei genitori, che hanno sempre cercato di non mostrare il loro dolore ma di starmi vicino, e soprattutto Giorgio, che mi è sempre stato accanto tirandomi su di morale, accompagnandomi nelle piccole passeggiate attorno a casa, cucinandomi ciò che mi sentivo di mangiare e consolandomi quando guardandomi allo specchio mi vedevo brutta, spelacchiata e pallida. Seppur solo tramite la tecnologia ho sempre avuto la compagnia dei miei cugini e zii, dei miei amici Carlo e Angelo, Marcello e Beu, Mara, Barbara e Martina, che ogni pochi giorni mi hanno scritto, che si sono ricordati delle date delle terapie, degli esami, delle visite. E ovviamente i miei nuovi amici su Telegram, la loro vicinanza è stata ed è fondamentale in questo percorso. Last but not least, cito Andrea, a cui ho "rubato" la frase iniziale e a cui auguro ogni fortuna per il suo cammino, di fronte al quale il mio sembra una passeggiata.

Beatrice

Per "fortuna" hai un Linfoma di Hodgkin... Ok, ma io avrei preferito non averlo!

"La vita ci butta giù, ma noi possiamo scegliere se vogliamo o no, rimetterci in piedi" The Karate Kid

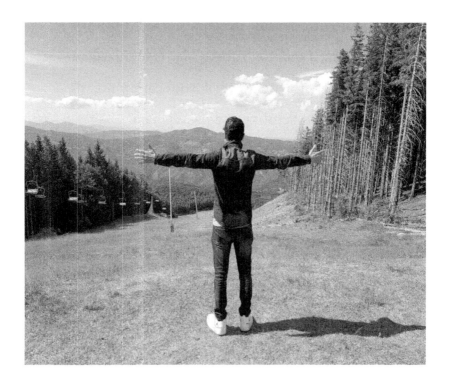

"Ehy questa è la maxi-storia di come la mia vita è cambiata, capovolta sottosopra sia finita, seduto su due piedi qui con te ti scriverò di Salvatore col Linfoma di Hodgkin ye eee"...

Purtroppo non ho trovato una rima alternativa, però effettivamente la mia vita è cambiata da un giorno all'altro e, dato che la sigla di "Willy il principe di Bel-Air" fa parte di una sit-com comica, ho cercato in tutti i modi di rendere e prendere la mia malattia in questo modo, scherzando e ridendoci su il più possibile per evitare di cadere nella depressione, anche se ci sono stati momenti bui nel mio percorso. Questo è un aspetto del mio carattere, nel corso della mia vita sono sempre stato una persona solare e scherzosa, quindi potrei essere partito con una marcia in più per affrontare questo problema. Proverò a raccontare la mia storia, cercando di rubarvi un sorriso, nella speranza che possa essere d'ispirazione a chi sta affrontando un percorso difficile, oppure a chi semplicemente è curioso di conoscere com'è la vita di chi è ammalato di cancro.

Mi chiamo Salvatore, ho 38 anni, un Linfoma di Hodgkin e mi trovo in follow-up da poco. Tutto è iniziato più di due anni e mezzo fa, quando una strana febbricola si era affezionata a me per un periodo lungo, quest'ultima legata a stanchezza, anche nei periodi in cui non facevo nulla, una continua tosse stizzosa secca ed una forte sudorazione notturna. Avete mai sudato di notte? Presumo di sì, se fa caldo una persona normale suda. Sudavo così tanto che tutte le notti dovevo alzarmi, cambiarmi il pigiama, mettere un grande asciugamano nel letto e dormirci sopra perché bagnavo anche le lenzuola, oppure cambiare direttamente letto. Stavo pensando di dormire con maschera e boccaglio per non annegare nel mio sudore. Inizialmente pensi realmente al caldo, ma una persona che sta bene non suda così tanto, era veramente eccessivo. Iniziano i controlli che durano qualche mese, finché per capire cosa fosse quella tosse mi viene prescritta una radiografia al torace. Risultato: slargamento del mediastino. Io non sapevo neppure cosa fosse il mediastino, andai su Google per cercarlo. Mi viene quindi prescritta una TAC di controllo che decido di fare al di fuori della mia città nativa, precisamente a Modena, era Ottobre 2018. Prendere una scelta del genere con i miei genitori non è stato economicamente semplice. Abbiamo passato il Natale ed il Capodanno in albergo, non è stato il massimo, ma almeno ero con la mia famiglia. Inutile dirvi la spesa sostenuta. Trovare una casa in affitto per pochi mesi era pressoché impossibile. La fortuna ha voluto però che vicino al policlinico ci fosse un'associazione di volontariato. Il loro nome, "ASEOP – La casa di Fausta", o meglio una "Casa lontano da casa", un'associazione nata da un gruppo di genitori di bambini con alle spalle patologie oncoematologiche. In effetti è stato proprio così, dopo tanto tempo, abbiamo avuto una "Casa lontano da casa". Tutta l'associazione è fantastica, iniziando da chi la coordina per finire ai volontari. È stato per noi sicuramente un aiuto economico, ma soprattutto psicologico perché, con le loro iniziative solidali, hanno occupato il tempo e la mente dei miei genitori, ma anche il mio quando potevo fisicamente, in una città a noi sconosciuta. GRAZIE DI CUORE per tutto quello che avete fatto per noi.

Arriva il risultato, dove si vede una bella massa di 10x6cm, che amichevolmente e successivamente abbiamo soprannominato "Linfopalla". Mi viene quindi detto: «Salvatore probabilmente hai una neoplasia». La mia risposta, sorridendo, fu: «È grave? Che cos'è?». Questo purtroppo penso mi sia capitato perché nella vita ho pensato di stare sempre bene, che bastava un antibiotico per curare una malattia, che la chemio l'ho solo sentita nominare. Fidatevi però che alla fine ho capito cosa fosse una neoplasia, a parte il fatto che il medico mi rispose, ma poi l'ho capito sulla mia pelle. Da qui inizia la mia avventura. La paura era tanta, dovevo fare la biopsia. Era talmente tanta che il giorno dopo mi volevano far alzare dal letto e io chiesi se fossero sicuri di questa cosa dato che mi avevano operato il giorno prima, ma alla fine vinsero loro, riuscirono a farmi alzare e a farmi sedere su quella poltroncina in stanza. Dopo pochi giorni arrivò l'esito: Linfoma di Hodgkin secondo stadio B. Chiamai mia sorella, poi la mia ragazza dicendo loro quello che avevo. Ero molto tranquillo e sereno e dissi loro parole di conforto nonostante la malattia.

Probabilmente se avessero ascoltato esternamente la maniera in cui lo raccontavo, avrebbero pensato che fossi un pazzo. Più volte mi sono trovato a rassicurare mia sorella, la mia ragazza o i miei genitori; è una prova dura per tutti una situazione del genere, in primo luogo chi lotta e poi per chi la affronta stando al tuo fianco. Ho sempre pensato che questo fosse il mio modo di reagire alla situazione, non era un sentimento forzato, mi piaceva sdrammatizzare anche nei momenti più tristi, tipo quel giorno che vedendo mio padre piangere ai piedi del letto, gli dissi: «Che piangi? Sto ancora qui»; ero semplicemente me stesso. Le domande erano tante: "Ho un tumore, mi sarò comportato male nella mia vita forse? Ma no, dai sono un bravo ragazzo. Avrò mangiato pesante tutta la vita? Ma no, sono sempre stato uno sportivo, più o meno, ho quasi sempre mangiato "pulito". Allora l'alcool, che ne dici dell'alcool?" Mi sarebbe dovuto venire qualcosa al fegato penso; poi però penso ai bambini malati appena nati o di pochi anni che nella vita hanno sempre fatto tutto correttamente e queste domande decadono restando per me l'unica giusta affermazione: "mi è toccato". Dovevo fare la chemio. Ricordo ancora quel giorno quando mi chiamarono dal reparto per dirmi che era tutto pronto e dovevo iniziare: «Dottore tranquillo cominciate pure senza di me» dissi. Di nuovo paura, eh?! Già... Iniziai la chemio il giorno dopo la Befana del 2019, quella sera mangiai così tanto come se non lo avessi mai fatto, forse perché ero felice di stare bene nonostante la chemio, forse era il cortisone, ma tranquilli, il giorno dopo ero già KO, con il mal di stomaco e la nausea. Penso sia inutile raccontarvi tutte le terapie fatte singolarmente, si sa, almeno per sentito dire, che queste terapie sono devastanti sia per il fisico che per la mente. I giorni in cui non stavo bene non c'era battuta o sorriso che mi tenesse in piedi, però la mia forza è stata quella di non abbattermi mai nei giorni in cui stavo male o in quelli in cui avevo delle brutte notizie dovute alle terapie che non avevano funzionato. Indelebile fu il giorno in cui fui ricoverato per via di dolori allucinanti alle ossa dovuti alle punture di fattori di crescita, la morfina era acqua fresca; quel giorno avevo scoperto cosa voleva dire soffrire per il dolore. Finii

259

addirittura sulla sedia a rotelle per un po' di giorni perché non riuscivo a tenermi bene in piedi, una sensazione mai provata prima, che fortunatamente passò. Anche in quei giorni, mentre ero ricoverato e dopo essermi ripreso un po', riuscivo a scherzare con i medici. Come il giorno in cui entrarono in stanza con alcuni tirocinanti, il medico rivolgeva loro delle domande inerenti al mio stato di salute, io alzando la mano tipo interrogazione, volevo rispondere perché effettivamente le sapevo tutte. Quando queste cose le provi sulla tua pelle, alla fine le impari le risposte. Avendo questo mio "caratterino simpatico", quando i medici mi dicevano che bisognava cambiare terapia perché la precedente non aveva "lavorato" bene, aspettavo 30 secondi, giusto il tempo di mandare giù la pillola e mentre i medici mi informavano riguardo gli esiti o le eventuali nuove terapie, cercavo il modo di sdrammatizzare per non rendermi la cosa troppo pesante. Dopo aver affrontato due terapie diverse, radioterapia, 16 cicli di un anticorpo monoclonale (non quello per il Covid, non c'è solo quello per fortuna), un autotrapianto di cellule staminali, dopo tanti esami fatti con risposte con un "Ma" di mezzo, ripeto nuovamente la PET e la TAC. Il giorno del colloquio con i medici mi sento dire: «Salvatore non hai mai avuto una PET così bella». Io naturalmente, non credendoci, dissi spontaneamente: «Ok, dottoressa c'è un MA?». Non so, magari avevano messo un piccolo asterisco come si fa nei contratti, ma per fortuna non c'era un "MA" e nemmeno un asterisco, ero talmente felice che ho iniziato a fare una marea di domande, tant'è che mia madre mi disse: «Salvatore, stai calmo».

Come fai a rilassarti con una notizia simile? Attualmente sono in Follow-Up, farò i miei controlli periodici, sicuramente man mano che si avvicineranno quei giorni l'ansia salirà alle stelle. La paura resterà sempre anche per un colpo di tosse, per una febbre improvvisa o per altri sintomi che mi faranno ricordare del carissimo Linfoma di Hodgkin.

261

A volte mi è capitato di piangere di nascosto, nonostante sia stato quasi sempre felice. Sono andato in remissione dopo circa due anni e mezzo. Certo tutto questo sarebbe potuto finire in molto meno tempo, ma a me piace approfondire, altrimenti come avrei potuto rispondere alle domande dei medici? Essere felice in un periodo del genere non è sicuramente la cura, ma protegge l'anima, la mente e aiuta chi ti è a fianco ad affrontare meglio ciò che hai. In questi anni, inoltre, mi ha aiutato molto dedicarmi a qualche hobby: mi appassiona la fotografia e quando ho potuto ho cercato di metterla in pratica, mi piace passare del tempo al PC ed in questo periodo ne ho approfittato per giocarci, cosa che non facevo da molto tempo. Attualmente se leggo ancora la frase del referto "Gli esami sono compatibili con Risposta Completa", mi viene da piangere. Forse ancora non ho ben compreso che sono in remissione, che posso ritornare alla mia vita di sempre, probabilmente ancora con qualche piccolo acciacco, però potrò farlo. Al momento sono ancora a Modena e tornerò a casa dopo il richiamo del vaccino. Non vedo l'ora di poter riabbracciare le persone che in questo periodo mi sono state sempre vicine seppur lontane, mia sorella e mio cognato con le loro bimbe, la mia splendida ragazza che mi ha supportato e sopportato a distanza e che nonostante tutto questo tempo lontani è rimasta sempre con me (troverete anche la sua storia qui), i miei VERI amici inclusi i nuovi di Modena, e naturalmente la mia bellissima gatta che mia sorella mi faceva vedere spesso in videochiamata. Ci tenevo a ringraziare il gruppo Telegram che è stato molto d'aiuto in questi mesi, con domande risposte e risate e da cui è nata l'idea di questo libro, sperando di poterli conoscere presto di persona. Inoltre ci tengo a salutare tutte le persone che in un modo o nell'altro mi sono state vicine in questo lungo periodo della mia vita. Per ultimi, ma non perché meno importanti, i miei ematologi che si sono occupati e presi cura di me in ogni momento. GRAZIE di cuore.

Spero di non avervi annoiato troppo con questa storia e di essere riuscito nel mio intento, rubarvi un sorriso. Per chi lo desiderasse, o semplicemente per chi non volesse subirsi tutta questa pappardella, potrete leggere un brevissimo riassunto qui sotto:

Mi sono ammalato, ho fatto dei controlli, ho avuto il Linfoma di Hodgkin, sono in remissione. Forse avresti dovuto scriverlo prima però, eh?! Dici? Mi sa che hai ragione. Se dovesse ritornare? Sicuramente si continua a lottare, per ora però è meglio godersi la vita così com'è e non pensare a questa cosa. Un saluto a tutti.

Salvatore

Bulky sul cuore

Chi torna da un viaggio non è mai la stessa persona

che è partita

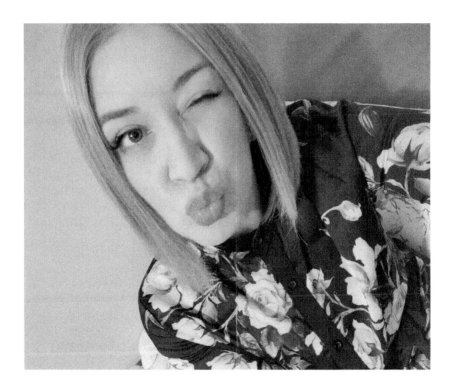

Piacere, sono Alessandra. La mia storia con il linfoma inizia nel gennaio 2020. Prima di quella data ero una persona iperattiva, sempre solare e sorridente con tutti e molto impegnata nel lavoro. Mi sono ritrovata ad essere un'altra persona, una persona a me sconosciuta che vive solo di paure e non riesce più ad essere spensierata. Scopro la malattia nel dicembre 2019 a causa di un dolore costante al torace, che credevo essere influenza, magari un inizio di bronchite, ma nulla di più. Per scrupolo prenotai una visita dal mio ortopedico, credendo si trattasse di disturbi portati dalla cervicale, e così mi venne prescritta una RX toracica che andai a fare un lunedì mattina con la massima serenità. Il giorno dopo ebbi il referto, che risultava già essere abbastanza dubbio, quindi senza perdere tempo feci una TAC total body. Il resto potete immaginarlo. Mi ritrovai una massa di circa 9 cm attaccata al cuore, alla mammella, e che saliva prendendo trachea e tiroide. Subito dopo arrivò dal mio ematologo la diagnosi di linfoma. Quello che ricordo di quel giorno è il mio pianto disperato e gli occhi di mio nipote (all'epoca aveva un anno circa) che, vedendo me in quelle condizioni, scoppiò anche lui in un sonoro pianto. Da allora mi rinchiusi in me stessa, mi isolai per un mese e mezzo da tutti, nessuno seppe della mia malattia, se non tre o quattro amici fidati. Non avevo voglia di vedere visi compassionevoli o parenti e conoscenti in lacrime. In quel mese, ovviamente, fui sottoposta a tutte le visite di routine, analisi, istologico, biopsia osteomidollare etc. Con la biopsia arrivò anche la diagnosi definitiva, Linfoma di Hodgkin con bulky mediastinico. La mia splendida ematologa, Dott.ssa D. L., che adoro (lei è stata la mia fortuna, auguro a tutti di trovare medici ed infermieri fantastici come l'equipe del reparto Ematologia dell'Ospedale Moscati di Avellino), mi illustrò le cure che avrei dovuto affrontare, cercando di infondere in me coraggio e serenità. Da quel momento fu sempre presente e pronta a rispondere alle mie chiamate. Le cure da affrontare consistevano in quattro cicli di ABVD e radioterapia, in numero da definire più avanti in base alla risposta della malattia.

Prima di iniziare tagliai i miei capelli, perché già ero stata avvisata che, avendoli lunghi, era meglio dare una bella spuntatina. La cosa peggiore di quel momento, oltre alle lacrime che mi sono scese mentre li vedevo tagliare, era che sapevo di doverlo fare per un motivo così brutto, e non per vanità. Iniziai con la prima chemio il 1° marzo. Entrai in quello stanzone e vidi una decina di persone tra uomini e donne, giovani e meno giovani, tutti senza capelli o con un foulard per nascondere quei pochi rimasti; molti lamentavano dolori e nausea. L'infermiera di turno fu così gentile da cercare di starmi più vicino possibile per non farmi pesare quella situazione. Tornai a casa dopo circa sei ore con una gran fame, pranzai e mi buttai a letto per la forte stanchezza. La sera alle sette mi svegliai con una nausea fortissima e iniziai a vomitare, il primo effetto collaterale. Ebbi questo disturbo per due giorni. Così, per la seconda infusione, decisero di darmi un farmaco antinausea più forte. Con la seconda chemio cominciarono i problemi alla bocca, forti bruciori che prendevano tutto il viso. Avevo paura di mangiare a causa del dolore e per una settimana dovetti ingoiare cibo liquido con la cannuccia. Ovviamente anche i capelli iniziavano a cadere. Pochi giorni prima della terza terapia mi recai in ospedale per mettere il PICC. Da quel giorno iniziai anche a farmi le iniezioni sottocute, per evitare trombi alle vene, ne ho fatte 115, tutte sulla pancia fino alla fine delle terapie. Dopo le prime quattro chemio, mi recai a fare la PET di controllo per verificare se stessi rispondendo bene alle terapie. Quel giorno l'ansia galoppava a mille. Molte persone avevano già fatto la PET di metà percorso e la malattia risultava sparita del tutto; in cuor mio speravo accadesse questo, ma non fu così. La terapia stava funzionando ma comunque c'era ancora un bel po' da eliminare. Avevo anche iniziato a fare delle punture, che mi provocavano dolori assurdi, per aiutare le difese immunitarie che crollavano a picco puntualmente dopo due giorni dalla chemio. Ricordo questa siringa stranissima con una molla all'interno che una volta inserito l'ago nella pelle e iniettato il medicinale, rientrava da solo nel suo involucro in plastica dura. Sono state la mia salvezza perché hanno aiutato i miei globuli bianchi a tenere alto il morale. In ogni caso, dietro ogni gioia c'è una sofferenza e anche le iniezioni avevano degli effetti collaterali. La notte dormire non era per nulla una priorità, tra dolori molto forti a gambe e schiena e il cortisone che mi teneva sveglia, per cinque mesi circa avrò dormito tre ore al giorno. Parlando del cortisone... lui è stato il mio peggior nemico in questo percorso di cura. Mi ha creato problemi importanti agli occhi, per i quali sto combattendo e spero che si risolvano nel migliore dei modi. Spero di non incontrarlo mai più nel mio cammino di vita. Continuavo le terapie, i capelli erano ormai a zero e ogni volta che mi recavo in ospedale era sempre più dura. L'odore dei medicinali, l'odore dei disinfettanti, il dover portare la mascherina (periodo COVID, vi lascio immaginare) e il terrore di abbassarla anche per bere un sorso d'acqua, mi facevano venire il vomito appena entrata. Erano sei ore che sembravano tre giorni; per poi, alla fine, alzarsi e non avere la forza di trascinarsi in macchina, tanta era la debolezza. Ricordo che avevo il viso di un colore giallastro ogni volta che facevo terapia e non avevo la forza di toccare cibo né in ospedale, né a casa. Provavo solo a bere tanta acqua esclusivamente frizzante, poiché la naturale, dopo un paio di chemio, mi risultava di pessimo sapore. Finalmente arrivò il 9 giugno, giorno dell'ultima chemio. Una gioia enorme sapere di non dover sopportare più tutto quel dolore. La PET mi venne fissata per il 2 luglio. Anche allora non era pulita, quindi decisero di farmi qualche radioterapia in più, 17. In questo caso la mia stima e il mio rispetto vanno a tutti coloro che lavorano in reparto e che mi hanno fatta sempre sentire a casa. Nemmeno un secondo ho provato imbarazzo nel dover stare senza reggiseno di fronte a loro, persone uniche che porterò sempre nel cuore. Gli effetti delle radio sono stati molto più sopportabili all'inizio. I problemi sono iniziati circa quattro mesi dopo la fine. Da allora, ho dolore perenne ai seni, problemi di tachicardia e dolori al collo, ma

271

sopporto e vado avanti perché l'importante è credere di poterne uscire e vedere finalmente il sole splendere dopo mesi di buio. Oggi mi ritrovo a scrivere per questo libro. È il 25 marzo 2021. La scorsa settimana ho ripetuto la TAC e con grande gioia c'è stato un rimpicciolimento ulteriore del piccolo bastardo che mi tiene compagnia. La mia speranza è diventata più grande, ho ripreso in mano la mia vita in questi giorni. Ho una psicologa che mi segue da circa un mese, perché non nascondo che è stata davvero dura psicologicamente. Dopo un anno ero al punto di non ritorno: i pensieri e i sogni parlavano solo di morte ed ero perennemente spenta emotivamente. Sarà un cammino lungo, infinito, ma cercherò di lottare e tenere duro per me e per chi in questi mesi mi è stato accanto. Ringrazio tutti gli amici del gruppo Facebook e di Telegram, che mi sono stati sempre vicini e con i quali ci consigliamo a vicenda. Sono stati tutti loro a darmi la forza di andare avanti, perché solo chi soffre lo stesso dolore può capire. Sempre nel mio cuore e parte di me sono le persone che hanno iniziato le terapie nei miei stessi giorni ed ora stanno bene. Abbiamo lottato insieme e abbiamo vinto: Martina, Francesca, Giacomo, Simona, Iole, vi adoro. Doveroso e sentito ringraziamento va anche a tre medici non del campo ematologico, ma che allo stesso tempo sono stati per me fondamentali in questi mesi. Un abbraccio al mio oculista dott. P., sempre gentile e pronto a strapparmi un sorriso, al mio cardiologo dott. M., che ha risposto ad ogni mia chiamata sia di giorno che di notte e al mio ortopedico dott. Z., colui che mi ha aperto gli occhi facendomi fare la prima radiografia. Vi voglio bene. Ultima, e non perché ultima, la mia famiglia ed il mio compagno che hanno cercato di starmi vicino nel migliore dei modi nonostante i miei stati d'animo complicati. A voi tutti che leggete dico solo che non dovete mai perdere la speranza. Il cervello è la prima arma per combattere contro questo male. Non siete diversi da nessuno e soprattutto non siete gli unici, purtroppo siamo in tanti, quindi non sentitevi soli.

273

Concludo con un estratto di un libro che sto leggendo e che vi dedico:

" La ceramica e la vita possono rompersi in mille pezzi, ma non per questo dobbiamo smettere di vivere intensamente, di lavorare con impegno o di riporre le nostre speranze. Quello che dobbiamo fare non è evitare di vivere, ma imparare a ricomporci dopo le avversità. Ciò che è rotto può essere ricomposto e, quando lo farai, non cercare di nascondere la sua apparente fragilità giacché si è trasformata ora in una forza manifesta..." (tratto da Kintsukuroi di Tomas Navarro).

Alessandra

Il passeggero oscuro

"A life, Jimmy, you know what that is? It's the shit that happens while you're waiting for moments that never come"

The Wire

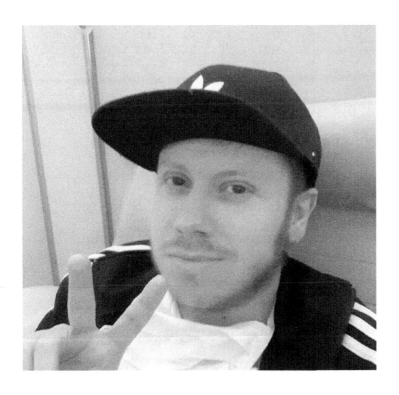

Non ero molto convinto di scrivere della malattia. Sono una persona riservata e timida. Proverò a raccontare la mia storia e condividere la mia esperienza. Sembra strano dirlo, ma ho un bel ricordo, tutto sommato, del periodo che ho vissuto. La causa è dovuta al fatto che negli anni precedenti non avevo passato un bel periodo. La malattia mentale rispetto a quella fisica è vissuta dalla persona che ne soffre con un senso di colpa. Una sorta di fallimento personale. Sei hai un tumore sei considerato forte, ti chiamano guerriero, acquisisci quasi uno status sociale. Mentre, invece, quando si tratta di una malattia mentale ti senti come difettoso, come se fossi "rotto dentro". Per me è stato più difficile vivere con la malattia mentale che affrontare un tumore del sangue. In un certo senso il Linfoma di Hodgkin ha rappresentato una sorta di "distrazione" rispetto alla mia depressione e al disturbo ossessivo compulsivo che avevo.

Non voglio essere frainteso, non è di certo una bella cosa avere un tumore ed ancora sto metabolizzando il fatto di aver superato questa cosa. Però forse sono riuscito ad affrontarlo in una maniera diversa proprio grazie a quello che avevo passato gli anni precedenti. Penso sia molto più difficile affrontare la malattia quando arriva in un momento felice o quantomeno tranquillo. La scoperta del linfoma non è stata immediata, anzi è stata piuttosto travagliata. È una malattia subdola, che molte volte si nasconde attraverso sintomi che per un po' di tempo non associ e non pensi siano collegati tra di loro.

Il 2019 era stato un anno pieno di sintomi strani. Un piccolo rigonfiamento sullo sterno, prurito in diverse parti del corpo che non andava via. Strana tosse, fiato corto. Ad un certo punto pensavo di avere l'asma o la polmonite. Sei mesi prima di scoprire la malattia ero andato in ospedale per altri piccoli problemi e avevo anche fatto le analisi. Sembravano a posto. Poi incominciai a fare uno strano rumore mentre respiravo. Andai anche dalla guardia medica verso fine agosto, ma appena accennai al fatto che soffrivo di Disturbo Ossessivo Compulsivo alla fine della visita mi dissero che probabilmente ero solo ansioso. I sintomi andavano e venivano. Il fiatone nel fare cose semplici, per esempio. L'8 Ottobre andai a fare una visita dall'otorinolaringoiatra. Sembrava tutto a posto. Il medico per scrupolo mi prenotò per il giorno dopo una ecografia alla tiroide. Tornai di nuovo all'ospedale il giorno seguente, ero abbastanza tranquillo. Non feci caso, durante l'esame, alle difficoltà che aveva riscontrato il medico durante l'ecografia alla tiroide e poi anche al torace. Finito l'esame uscii dalla stanza e aspettai il responso. Non ero molto preoccupato.

Quando rientrai per sentire come era andata l'ecografia il medico incominciò a parlare strano. Non riuscivo bene a capire. Notavo però che era un po' preoccupato. Le parole esatte non le ricordo, ma diceva di fare ulteriori esami e mi aveva prenotato una TAC da fare il più presto possibile. La sensazione che provavo era quasi di incredulità, come vivere in un film. Sentivo quasi come un'ombra che si avvicinasse a me, come se di "passeggeri oscuri" il mio animo non ne avesse già portati abbastanza negli ultimi anni. Non guardai cosa c'era scritto nei documenti dell'esame. Mia madre continuava a leggerli invece, cercando di decifrare cosa ci fosse scritto. Anche lei era preoccupata, mio padre invece sembrava non rendersene conto.

11 Ottobre 2019. Ad un certo punto chiesi ai miei genitori di accompagnarmi direttamente in ospedale al Pronto Soccorso. Ero stanco di non capire cosa provocasse il fiatone che mi veniva nel fare le cose più semplici. Nell'ultimo periodo mi stancavo nel fare le cose più banali, sentivo che non respiravo

bene. Addirittura dovevo piegarmi   sulle

ginocchia   certe volte dopo aver

camminato. Entrai nel reparto del Pronto Soccorso

dove feci vari esami e controlli. Ricordo l'emogas

nella vena del polso piuttosto fastidiosa e poi

l'ecografia al torace.

Alla fine la dott.ssa che mi visitò disse che dovevo

essere ricoverato per capire cosa avessi di preciso.

Non ero mai stato ricoverato. La ricordo sempre con

piacere, anche perché mi venne a trovare dopo

qualche giorno quando fui ricoverato in Medicina

d'Urgenza, per chiedermi come stavo e mi disse che

non era una cosa brutta il fatto di essere ricoverato:

serviva per capire cosa avessi esattamente. Io invece

sentivo solo un magone in gola. Infatti mi misi a

piangere e lei gentilmente tornò 5 minuti dopo,

quando ero più tranquillo. Ci vollero un po' di esami

per dare una diagnosi esatta. Feci PET, TAC, Rx

torace ecc. Qualche giorno dopo, verso sera, avevo

provato a cercare su Google i sintomi che avevo avuto durante l'anno. Trovai il nome di questa malattia: "Linfoma di Hodgkin". Ne avevo sentito parlare solo in alcuni servizi in televisione qualche anno prima e non sembrava niente di buono.

Ci sono stati momenti difficili, soprattutto all'inizio. Quello meno piacevole penso sia stato quando ero ricoverato in Medicina d'urgenza, avevo un drenaggio pleurico. In pratica serviva per drenare il liquido che si era formato nel polmone a causa della massa che premeva nell'area del mediastino. Addirittura mi si era anche spostato il cuore.

Dovevo portare questo drenaggio per una settimana. In pratica era un ago infilato nel fianco sinistro collegato ad una scatolina tramite un tubo. Un giorno probabilmente aprirono troppo una valvola per drenare il liquido e ad un certo punto sentii come se mi stessero "aspirando" un polmone, riuscii a chiedere faticosamente aiuto con la voce. Ricordo la dott.ssa e gli infermieri molto calmi nell'assistermi anche se ero molto spaventato. In sostanza ebbi un episodio di ipossia, tossii per circa mezz'ora. Per fortuna la cosa si risolse da sola.

Venni poi trasferito nel reparto di Ematologia. Lì forse presi coscienza che avevo un tumore. C'era scritto Oncologia. Iniziai dopo una o due settimane la chemio, non ricordo di preciso. All'inizio non riuscivo ad usare la parola Chemioterapia e preferivo soltanto chiamarla medicina. La terapia presenta vari effetti collaterali un po' imbarazzanti e su questo non aggiungo altro. In generale, comunque, per fortuna ho retto tutto sommato bene la chemio. Dimesso dall'ospedale ho continuato la terapia in day hospital. In quel periodo si iniziava a sentire la notizia di questo strano virus che aveva colpito la Cina. Ovviamente nessuno aveva idea che si sarebbe trasformato in un evento che avrebbe colpito tutto il mondo. Una pandemia. Qualcosa che non accadeva forse dal secolo scorso con la cosiddetta "Influenza

Spagnola". Anche io all'inizio come tutti ci scherzavo sopra , si cercava con il sarcasmo un po' di sdrammatizzare la situazione. In quel periodo stavo finendo la chemio e dovevo iniziare la radioterapia. 15 sedute in tutto. Poi è arrivato il lockdown. Di certo non era divertente andare a fare la radioterapia e nello stesso edificio vedere scritto "Tampone Covid-19".

In generale, il ricovero ha rappresentato quasi una specie di "distrazione" dalla vita reale. Poca televisione, orari prestabiliti per mangiare. Il tutto si presentava come una nuova routine, quasi una fuga dal mondo esterno. Un piccolo mondo. Gli anni che avevo vissuto precedentemente erano stati quasi come un tunnel ed un susseguirsi di un malessere dal quale mi sembrava di non poter uscire, anche se stavo faticosamente cercando di superare questo momento. La malattia ha rappresentato quasi una sveglia. Non capivo perché stessi male e la spiegazione che mi sono dato è che forse ciò che ho vissuto mi è servito per affrontare il linfoma. Non aveva risolto i problemi, però forse mi aveva dato un'altra prospettiva su come affrontare le difficoltà che si erano presentate negli ultimi anni. Un paio di anni fa pensai che, con tutto quello stress che stavo affrontando, un giorno mi sarebbe potuta venire una malattia autoimmune. Non avevo tutti i torti.

Personalmente non ho massime da dare o veri e propri consigli per chi da poco sta affrontando questa malattia. Penso che bisogna partire dal principio che la malattia nel bene o nel male rappresenta uno spartiacque. C'è un prima ed un dopo. Bisogna accettare che forse le cose non saranno più come prima e in alcuni casi può anche essere una buona cosa. Non si diventa né persone migliori né peggiori. È un viaggio che si intraprende, grazie al quale si guarda il mondo con occhi diversi.

Davide

Come una scatola di cioccolatini

"La vita è come una scatola di cioccolatini: non sai mai quello che ti capita"

Forrest Gump

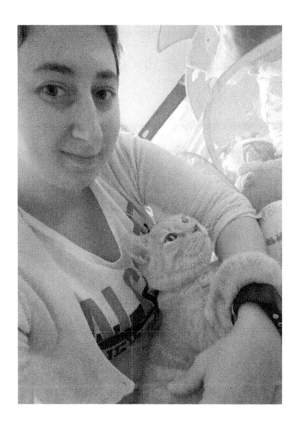

Sono Carolina ho 35 anni e come altre persone ed altre storie che si leggono in tutto il mondo anche io, ahimè, sono una ex (e spero sarà così per il resto della mia vita) "malata" di Linfoma di Hodgkin. Ho messo la parola malata tra virgolette perché spesso molte persone che hanno un tumore non amano essere definite così. Per me questa parola vuol dire tanto, perché nel mio percorso di malattia, purtroppo, dico sempre che non ho potuto concedermi di essere o fare la malata poiché ho vissuto due esperienze traumatiche insieme: il linfoma e il parto.

Avevo 33 anni ed ero già sposata da 5 anni. Sono una persona molto responsabile e, dato che i tempi sono quelli che sono, che il lavoro era precario e la casa in affitto, ho cercato con tutta me stessa di sistemarmi. Purtroppo non ci sono riuscita e così, dato che mi ero data un tempo limite per fare almeno il primo figlio, ho deciso di rischiare, in un qualche modo ce l'avremmo fatta.

Quello che di certo non potevo immaginare è che da lì a un anno la mia vita sarebbe cambiata per sempre; non solo perché avrei avuto un bambino, ma perché avrei avuto contemporaneamente un tumore.

La fortuna, o non so chi altri, volle che rimanessi subito incinta, ma purtroppo la mia prima gravidanza andò male: ebbi un aborto spontaneo alla nona settimana e, da lì, iniziò la mia brutta esperienza con l'ospedale. Subito dopo rimasi nuovamente incinta e, fortunatamente, questa gravidanza andò bene; se non fosse che, insieme al bambino, dentro di me e a mia insaputa, stava crescendo anche Hodgkin.

Tutti i mesi analisi ed ecografie perfette, tutto stava andando per il meglio. A Ottobre 2019 decido di sottopormi al vaccino che facoltativamente si fa in gravidanza e va tutto bene, soliti sintomi: dolore al braccio e poco altro, ma dopo neanche 4 giorni, ad una cena, mi dissero che quando parlavo si

287

intravedeva una sorta di "pallina" sul collo. Io in quel momento non diedi peso alla cosa e ricordo, ripensandoci, che avevo fatto il vaccino, per cui doveva essere sicuramente quella la causa della "pallina", sicuramente un linfonodo infiammato. Passarono i giorni e le settimane, ma la "pallina" non cresceva e non regrediva, così, sotto consiglio della mia ginecologa, andai a fare una visita ematologica al Gemelli di Roma, dato che avevo deciso di partorire lì.

Andai alla visita il giorno prestabilito, entrai, mi visitarono e, ovviamente, mi fecero un sacco di domande. Io ci ero andata con la presunzione e la certezza che tutto questo inutile polverone fosse solo a causa del vaccino; ci avrei messo la mano sul fuoco, ma ancora ricordo che la risposta alla mia affermazione sicura: «Ma poi a me non fa male nulla se mi faceva male era peggio, no?».

«Eh no! Era meglio se avevi dolore», fu lì che iniziai a cambiare prospettiva e i miei pensieri presero una strada diversa, ma non sapevo più cosa pensare o cosa potesse essere. Ci dissero di uscire un attimo e di rientrare non appena mi avessero richiamata. Al richiamo del medico entrammo di nuovo nella stanza e, insieme a lui, trovammo anche un chirurgo toracico. Io, ignorante, non avevo capito ancora niente, ero confusa. Realizzavo solo che parlottavano tra loro. Mio marito cambiò espressione perché lui aveva già intuito che la cosa non fosse affatto buona, ma da ansioso quale è, e da tutte le cose che aveva fino a quel momento visto nella sua esperienza da infermiere domiciliare, la sua testa era già proiettata al peggio. Mi spiegarono che la fortuna aveva voluto che fossi all'ottavo mese e che, se anche avessi dovuto partorire prima, non ci sarebbero stati rischi, quindi avrei dovuto sottopormi ad un ago aspirato. Volevano evitarmi la TAC.

Mi sottoposi all'ago aspirato e, nove giorni dopo, mi dissero che vi era una grossa percentuale di probabilità che si trattasse di Linfoma di Hodgkin.

Mio marito tirò un sospiro di sollievo, io no.

Sapevo che fosse un tumore curabile, ma pur sempre di tumore si trattava. I primi di gennaio mi dissero che ero un II stadio e mi spiegarono cosa sarebbe successo da lì in poi.

Successe qualcosa in me nel momento in cui mi diedero la diagnosi, era come se fossi ovattata, come se quella a cui stavano dando quella infausta diagnosi non fossi io. Non mi sono resa conto subito di quello che stava succedendo, di quello che sarebbe successo ed ero impassibile.

Starete pensando e cosa ci fosse di strano. Per me lo è stato, perché, a me, solo sentirla nominare la parola "tumore" mi terrorizza, ma saperlo così a ridosso del parto mi ha lasciata completamente spiazzata. Da lì iniziai a fare tutto quello che mi dicevano, impassibile, senza provare nulla, nemmeno la PAURA.

Io ho spesso paura, ma in quel momento non ne ho avuta. La paura, poi, si è trasformata in rabbia perché il percorso è stato duro e fare la chemio, e nel frattempo occuparti di un bambino appena nato, è davvero difficile.

La mia sfortuna non è finita qua, perché oltre al linfoma ci si è messo il COVID e tutto si è ulteriormente complicato.

Alla fine di tutto ho fatto i miei 4 cicli di ABVD e con quelli sono guarita per poi terminare il tutto con 18 sedute di radioterapia al Sant'Orsola di Bologna. Nel corso di quei tortuosi mesi ci si era messo anche un bel trasloco Roma - Bologna. Ora sono in remissione, ma ad ogni PET di controllo che faccio, a volte, capta qualcosa, ma vado sempre avanti sperando che questa sia l'unica e ultima brutta esperienza della mia vita.

Voglio però ringraziare chi bene o male ha affrontato questo cammino insieme a me, il gruppo WhatsApp che mi sostiene e che mi ha aiutato molto nel percorso poiché di momenti di sconforto ne ho avuti davvero molti. L'ospedale Gemelli che mi ha accompagnato nella prima parte e il Sant'Orsola, eccellenza italiana, che senza battere ciglio mi ha accolta e mi ha portata alla fine del tunnel.

Non mi sento di dire che ce l'ho fatta, perché purtroppo nonostante la guarigione non riesco a ritenermi una vincitrice e non so forse devo ancora metabolizzare il tutto perché non ne ho davvero avuto il tempo. Spero comunque di potermi riappropriare del tempo di cui ho bisogno molto presto e, magari, di farmi aiutare da uno specialista così da poter rimettere insieme il tutto e dare a tutto quello che ho vissuto la giusta logica e collocazione e, chissà, magari trovare la serenità e la spensieratezza che avevo un tempo.

Carolina

Amare la vita

"*Amare la vita attraverso la fatica è penetrarne il segreto più profondo*"

Khalil Gibran

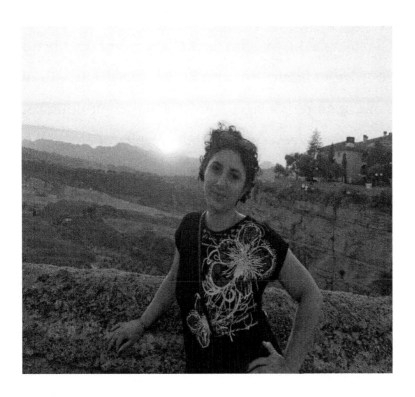

Mi chiamo Alissia Shaqja e vorrei condividere la mia esperienza, cominciata quando nel marzo 2020, in Irlanda, mi è stato diagnosticato un linfoma di Hodgkin al III stadio. Da quel momento mi sono trovata in poco tempo a pensare a tante cose: dal come tornare in Italia in quel periodo di piena pandemia COVID alla delusione nel non poter conservare i miei ovociti perché le cliniche a Dublino erano chiuse. L'ematologo mi disse che era meglio iniziare subito le terapie, in quanto il linfoma secondo lui non avrebbe dato particolari problemi per una futura gravidanza, mentre la massa al mediastino comprimeva sul petto (per questo avevo problemi nel respirare) e quindi mi consigliò di rimanere qui e partire con la chemioterapia. Mi ricordo il giorno in cui il medico mi confermò il linfoma. Prima di andare all'appuntamento ero triste perché, anche se ero abituata ad entrare e uscire dagli ospedali per altri accertamenti, questa volta mi sentivo particolarmente fragile. Non volevo rimanere sola, ma purtroppo per via delle restrizioni sanitarie mio marito non è potuto venire con me. Mi aspettò in macchina e mi disse: «Vai tranquilla amore, non sarà niente!». L'ematologo mi spiego che avrei dovuto fare sei cicli di ABVD e mi illustrò tutti gli effetti collaterali. Mi soffermai sulla caduta dei capelli e cominciai a piangere. Com'era potuto succedermi tutto ciò? Non mi sembrava vero. Fortunatamente nel reparto lavorava una ragazza italiana che mi fece da traduttrice: mi consolò e mi disse che ero in buone mani. Il mio primo pensiero andò a mio marito, che era preoccupato e aspettava di ricevere buone notizie da me. Pensai "come farò a dirgli che non potremo avere figli, nel migliore dei casi, almeno per un paio d'anni?". Poi lo feci, e con le lacrime agli occhi lui mi rispose: «è importante che tu guarisca, il resto arriverà».

Arrivati a casa, andai in doccia. Non riuscivo a smettere di piangere. Pensavo ai miei bei capelli lunghi e ricci che sarebbero caduti. Come sarei diventata? A quel punto era arrivato il momento di dirlo a mia mamma e a mio fratello: mi domandavo se ci sarei riuscita o se sarebbe stato meglio dare questo compito a mio marito, ma sarebbe stata un'incombenza troppo pesante per lui. Sentivo un nodo alla gola solo al pensiero di dare quel dispiacere a lei, che di dispiaceri ne aveva già avuti tanti nella vita. Sentivo di non potermi far vedere debole ai suoi occhi, lei che provava sempre ammirazione per me e per la mia forza. Quasi mi stupì la sua reazione: sicura e forte, mi disse: «non piangere, pensa a curarti adesso», ma i suoi occhi erano lucidi e spalancati dal dolore. Essendo da sempre una persona empatica e sensibile, provavo dispiacere per gli altri, mentre credevo che tanto io sarei stata forte ancora una volta. Ero abituata così.

Il 14 aprile arrivò il giorno della prima chemioterapia, una giornata intera passata su una poltrona. Mi guardavo attorno: sarebbe stato piacevole fare due parole, ma nessun paziente sembrava disponibile, a parte una ragazza con la quale sono rimasta in contatto, anche se lì la incontrai solo due volte. Per il resto trovavo freddo anche l'atteggiamento del personale e questo per me rendeva le cose ancora più difficili, assieme alla mia non ottimale dimestichezza con l'inglese. Però non potevo fare altro che prenderne atto e abituarmici. Ogni volta che tornavo per completare i cicli di chemio usavo quel tempo per tenermi collegata con le persone a me care per sentirmi meno sola, o per tradurre e ripassare le domande e cercare di ricordarmi tutto il necessario, visto che rimanevo lì sempre circa otto ore.

Dieci giorni dopo la prima chemio ci fu il mio compleanno, un giorno pieno di auguri da parte dei miei famigliari e dai miei amici. Ho il ricordo di una foto in terrazzo con i fiori in mano che mio marito mi regalò. Avevo i miei lunghi capelli ricci: è l'ultima bella foto che ricordo di me, l'ultima foto dove rivedo Alissia. Il mio aspetto è stato rovinato anche da una dermatite flagellata provocata in casi rari dal farmaco bleomicina: anche se me lo tolsero dal secondo ciclo, il prurito mi accompagnò per altri tre mesi e mi ha provocato delle ampie macchie nel busto e altre più piccole in zone sparse sul tronco. Secondo i medici anche se si schiariranno sarà difficile eliminarle per sempre e consigliano di non espormi al sole per tanto tempo.

Il 21 settembre ho terminato tutti i sei cicli e la PET era buona: non mi sembrava vero, finalmente una bella notizia. È stato solo allora che ho avuto il coraggio di tagliarmi i capelli più corti di prima. Non li avevo persi tutti, ma ormai erano molto sottili e in quel momento ho proprio sentito il desiderio di dare un taglio a tutto quello che avevo passato. Essere malati è complicato ovunque, anche se magari ti puoi ritenere fortunato perché vivi in un posto dove puoi permetterti di curarti. Oltre al corpo soffre anche l'anima. È importante il rapporto di fiducia con medici e infermieri, rapporto che per me qui è stato complicato per via della lingua e di alcune distrazioni dovute forse a un sistema diverso: questo ha reso tutto più difficile, perché queste difficoltà mi costringevano ad essere vigile su tutto e a volte non mi permettevano di lasciarmi andare al riposo fisico e mentale.

Durante quel periodo mi sentivo in un corpo non mio, con 17 chili in più. Non riuscivo a riposare bene, avevo dolore fisico tutti i giorni, nei rapporti con gli altri facevo fatica a far capire come mi sentivo e a spiegare le mie reazioni per loro esagerate, quindi spesso non mi sentivo compresa e, pur sentendomi in colpa per come reagivo, pretendevo amore e attenzioni da tutti e avevo aspettative nei confronti degli altri, ma spesso rimanevo delusa, provavo rabbia, paura, tristezza. Un insieme di emozioni che si muovevano velocemente senza darmi neanche il tempo di comprenderle. A volte mi sembrava di impazzire ed era un circolo vizioso, nonostante io fossi consapevole e lavorassi su di me con l'aiuto della psicologa, ma non era una cosa facile da controllare.

A marzo 2021 ho avuto la PET di controllo e all'appuntamento per ricevere l'esito questa volta sono potuta andare con mio marito. L'ematologo ha comunicato la necessità di esaminare un nuovo linfonodo sospetto, quindi ho fatto una biopsia che però non ha avuto un esito soddisfacente. Il medico mi ha dunque comunicato che avrebbero dovuto asportare l'intero linfonodo per esaminarlo. In me è tornata la paura: mi sembrava ancora una volta di essere nel posto sbagliato e mi chiedevo se sarei riuscita eventualmente ad affrontare di nuovo le terapie e a farlo di nuovo in Irlanda. Mi pesava tanto quasi quanto la malattia. Dopo settimane di tensione nelle quali ho raccolto informazioni riguardo alla possibilità di tornare in Italia per gli accertamenti, ho valutato che per tanti motivi (su tutti il dover rimanere lontana per dei mesi da mio marito) farlo sarebbe stato complicato. Ho preferito quindi non muovermi almeno finché non avrò l'esito della PET che mi hanno fatto rifare per vedere lo sviluppo di questo linfonodo sospetto, dopodiché se dovrò ripetere la biopsia valuterò di nuovo il da farsi. Spero tanto che l'esito sia buono per tornare ad avere un po' di normalità e spensieratezza. Quanto vorrei alla prossima visita sentirmi dire "Sei in remissione".

Mi chiedo se sto facendo le scelte giuste. Avrei dovuto imparare a pensare di più a me stessa, però purtroppo la vita ha tante sfaccettature: puoi solo essere forte e accettarla per come si presenta. In certe situazioni anche la scelta che ti sembra meno semplice può rivelarsi quella giusta: in quel momento può sembrare una montagna troppo alta da scalare, però magari sarà proprio quella a renderti più leggero e consapevole. Anche le sfide sono una possibilità di crescita e di miglioramento, a patto di cercare di controllare la paura che non ti permette di avanzare. Anche se è normale avere dei momenti "no", bisogna ricordarsi che rimanere positivi aiuta a sconfiggere la malattia. Purtroppo dopo nove mesi gli effetti collaterali continuo a sentirli sia a livello fisico che mentale. Perciò trovo utile il farsi seguire da una figura come lo psicologo nel periodo durante

301

e dopo le terapie: questo ti permette di elaborare molte cose e di avere una prospettiva diversa di quello che ti è accaduto. Perché da soli è più dura.

Alissia

Qui e ora

"Chipping around kick my brains on the floor
These are the days It never rains but it pours"
Under pressure - Queen

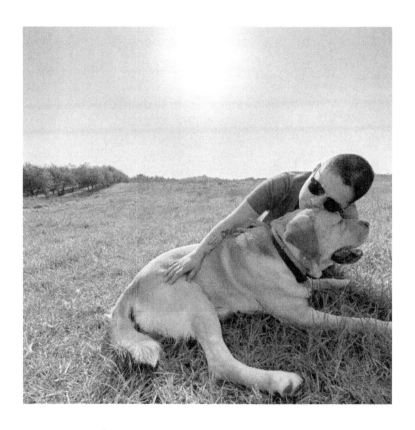

Sono Kristjana, ho 26 anni e voglio raccontarvi le mie emozioni. Nell'inverno dell'anno peggiore della mia vita ho ricevuto la diagnosi di Linfoma di Hodgkin. Non direi che sia stata una sorpresa. Visti i sintomi da manuale ho sicuramente avuto il tempo di elaborare la probabile notizia. I sintomi, col senno di poi, credo di averli inconsciamente metabolizzati e analizzati con l'esperienza passata del mio gatto, la creatura vivente che più ho amato e ancora oggi amo al mondo, Romeo, morto di linfoma e che nel tempo aveva presentato gli stessi disturbi che stavo vivendo io. Prurito, inappetenza, astenia, dolore.

La cosa più difficile da fare è stata dare la notizia ai miei cari. Non sai mai quale sia il modo migliore e meno doloroso per infliggere una coltellata a chi ami. Sinceramente poco mi è importato di me, al contrario, mi sono sempre preoccupata solo di loro. Non starò certo qui a descrivervi tutto l'iter, perché a questo punto lo avrete imparato a memoria, vorrei concentrarmi più sull'aspetto emotivo e sociale.

Quando si sparge la voce, seppur contro la tua volontà, persino i "nemici" che altro non hanno fatto che cercare di farti del male per tutta la vita, diventano improvvisamente degli angioletti preoccupati e disponibili ad aiutarti in tutti i modi. Gli amici non sanno come aiutarti, ma si offrono comunque a te per qualsiasi cosa; i conoscenti, invece, rispolverano il tuo numero di cellulare e sentono il dovere di chiamarti solo per dirti:"Oh, poverina. Mi dispiace tanto", per poi sparire nel nulla, esattamente come erano arrivati. L'aspetto peggiore e duro che ancora oggi vivo, anche dopo la fine delle terapie, è l'essere trattata con compassione e finta comprensione. Nessuno capisce da cosa sei affetto – quando dici: "Ho un Linfoma di Hodgkin" ti chiedono:"Dove? A quale organo?" – ma tutti sono pronti ad elargire consigli, nozioni di pseudo scienza e, fino ad allora, celata esperienza.

Senza girarci intorno, per quanto io abbia preso di petto la mia malattia, nell'esatto istante in cui l'ematologa ha pronunciato: "È una forma tumorale maligna", le mie priorità sono cambiate, la mia vita ha preso un nuovo senso e sicuramente una nuova strada.

Ci impegniamo così tanto nella vita sociale, nel lavoro, nello studio; ci arrabbiamo e arrovelliamo fegato e cervello per futili motivi che, nella salute, ci sembrano montagne inscalabili. La malattia, con me, ha fatto scuola. Ho imparato che io sono qui e lo sono ora, non lo sono domani e non lo sono ieri. Ho imparato che posso lasciare un segno, ma non a discapito dell'unica occasione che ho, che è la mia vita. Ho imparato che i miei problemi non sono più gravi di quelli degli altri e che quelli degli altri non sono più gravi dei miei. Ho imparato il rispetto per me stessa, prima di quello per chiunque altro. Perché né la vita, né le persone, né niente a questo mondo potrà rispettarti prima di te stesso. Ho imparato il rispetto per gli altri perché, anche se avrei voluto combattere la mia battaglia solo con me stessa, posso solo immaginare cosa potrebbe star passando il pescivendolo sotto casa o la signora che, distrattamente, si butta in mezzo per attraversare la strada facendomi arrabbiare. Il rispetto per il mio corpo e le mie emozioni sono state, ad oggi, le ultime lezioni che ho imparato. Ascoltarsi, darsi tempo, incoraggiarsi e pure complimentarsi con sé stessi è la più grande forma d'amore che si possa attuare nei propri confronti. Io non l'ho mai fatto, non ho mai attuato né saputo che potessero esistere certe, per me adesso scontate, attenzioni da dedicarmi. Voglio che questa esperienza sia, per me, un inno alla vita, non paura della morte.

Ho iniziato e finito le sedute di chemioterapia, sono stata male, spesso completamente allettata. Ho provato nausea, ho provato dolore, ho provato tristezza e ho provato paura. La paura l'ho sempre e solo provata quando pensavo al "domani", al futuro. Quando pensavo a come sarebbe stato riprendermi la mia vita con le mie forze. A come sarebbe stata la nuova quotidianità, come sarebbe stato avere le forze di uscire, prendere l'auto e andare anche solo banalmente al supermercato a prendere due zucchine e una fetta di carne. Mi chiedevo come sarebbe stato vivere senza nausea tutte le settimane, anziché a settimane alterne.

Spoiler: è bellissimo! Incredibile come si possa apprezzare tanto anche solo il sapore di un banalissimo caffè il giorno in cui, normalmente, saresti stato sulla poltrona delle infusioni.

Mi chiedevo come sarebbe stato avere sempre le forze di alzarsi dal letto e mettere il bucato in lavatrice, o cucinare la cena per me ed il mio compagno.

Mi chiedevo anche come sarebbe stato non dover sempre dire: "No, mi dispiace, resto a casa. Tre giorni fa ho fatto terapia e non sto molto bene", per poi rigirarmi sull'altro fianco e sentirmi pervadere dalla tristezza di tanti bei momenti persi per sempre. Non sapevo però ancora che i momenti più belli e intensi li avrei vissuti proprio dopo la sfida.

Ad oggi, per me, la sfida non è tanto la malattia, quanto la terapia.

Uscire con il sole e godersi anche il più piccolo e debole raggio di luce, col suo calore. Uscire con il buio e godersi appieno anche il banale bagliore della luna, concentrata su quello, senza guardarla con il "retropensiero" del malessere. Prendere un caffè con un'amica e parlare tanto di frivolezze, quanto di cose importanti, e farlo con spensieratezza, senza preoccuparti di dover prendere un antiemetico o le tue 32 gocce di cortisone. Abbracciare, alla notizia dei globuli bianchi finalmente tornati nella norma, i tuoi genitori a cui non osavi avvicinarti troppo per paura di metterti in pericolo. Uscire a cena con il fratello, il fidanzato, con i familiari in generale. Uscire e riuscire a mangiare tutto, di tutto, senza sentire che da un momento all'altro potresti rimettere pure il sorso d'acqua bevuto una volta seduta al tavolo. Farti leccare il viso dal tuo cane, che dal primo giorno in cui ha sentito che qualcosa non andava fino ad ora, non si è mai allontanato a più di due metri da te. Immergere la faccia nella pancia morbida e pelosa dei tuoi gatti, che profumano di paradiso e sanno di puro ed incondizionato amore. Goderti la condivisa e sincera, pura e straripante gioia con mamma e papà ad un esame andato bene, ad una visita andata meglio di quanto si potesse sperare.

Io ho vinto non solo un IV stadio, io ho vinto la vita. Ho vinto la consapevolezza di ogni briciola di emozione. Ho vinto l'amore per ciò che mi circonda, per chi mi circonda. Ho vinto il coraggio della consapevolezza di scegliere, di amarmi, di curare la mia anima. Ho vinto anche il coraggio di smettere di sopravvalutare la mia testa e la mia forza e sottovalutare l'aiuto psicologico che solo un professionista sa dare. E sto meglio, sto molto meglio. Quindi voi non fatelo, non sopravvalutatevi e non sottovalutate lo psicologo. Se non un aiuto, potrebbe comunque essere una coccola ai vostri pensieri. A chi lo sta vivendo, vi prego, fate tesoro delle lezioni che io ho imparato. Fate spazio a voi stessi. Vivete, vivete qui, ora. Non vivete domani e non vivete ieri.

Questo racconto delle mie emozioni, delle lezioni imparate e delle mie nuove consapevolezze lo dedico alla mia famiglia, che ha sofferto molto più di me. Lo dedico al mio compagno, Daniele, che non si è mai tirato indietro davanti agli ostacoli che, insieme e mano nella mano, abbiamo scavalcato. Il mio pilastro, la mia colonna portante. Non ha dato spazio alle sue debolezze, non ha dato spazio alle sue emozioni, non ha dato spazio al suo cuore. Si è spogliato di tutto e si è tuffato a capofitto nei miei panni.

Panni sporchi, stretti e pesanti da portare. Non lo so dove potrei essere, ad ora, se non avessi avuto lui. Insieme a lui ringrazio anche le tante e meravigliose persone che, nella quotidianità, ci circondano e ci hanno sempre teso una mano; che fosse una mano per rialzarci, una spalla a cui appoggiarci, una parola per incoraggiarci o un orecchio per ascoltarci.

Poi lo dedico ai miei amici. Soprattutto alla mia ritrovata Giulia, che troppo spesso ha scacciato i suoi pensieri per ascoltare i miei. Ti voglio bene, ciccia.

Lo dedico ai miei amici virtuali, con cui abbiamo anche messo su questo libro. Grazie per ogni risposta, per ogni risata, per ogni incoraggiamento e per l'entusiasmo di ogni piccola e grande buona notizia.

Lo dedico ad ogni medico al quale sono passata per le mani, soprattutto alla mia splendida ematologa M. R. Agli infermieri che ogni volta mi trattano come fossi loro figlia, ma forse anche un pochino meglio. Che mi hanno dato consigli e spesso mi hanno sollevata dalle paure e dalle preoccupazioni. Che hanno reso le mie sedute di terapia un po' meno peggio, cosa non facile, tantomeno scontata. Grazie a tutti, ragazzi.

Infine, ma assolutamente non per importanza, lo dedico a chi ci è passato, a chi ci sta passando, a chi ci passerà e a chi non ce l'ha fatta. La vostra battaglia è stata, è e sarà sempre anche la mia. Ovunque io o voi vi troviate, vi troverete o vi siate trovati porterò nel cuore, nella testa, nelle vene e nelle mani la forza che ci aiuterà ad andare avanti. Che la vita vi sopraffaccia, non che vi schiacci, ma che vi inondi di consapevolezza, di amore e di rispetto. Che la vita vi doni gioia, soddisfazione e maturità emotiva.

Kristjana.

Storie di Caregiver

Tommy, mamma e Mr. Hodgkin

"Mi sono alzato Mi son vestito E sono uscito solo per la strada. Ho camminato a lungo senza meta. Canzoni e fumo. Ed allegria Io ti ringrazio sconosciuta compagnia. Non so nemmeno chi è stato a darmi un fiore Ma so che sento più caldo il mio cuor. So che sento più caldo il mio cuor"

"La Compagnia", Battisti/Mogol

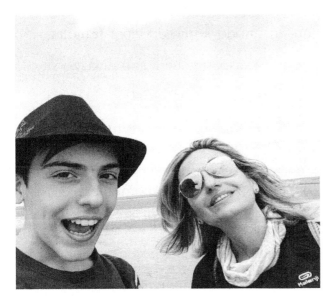

Quando cresci un figlio impari a convivere con le tue piccole ansie: dormirà? Mangerà abbastanza? Imparerà a camminare da solo o si sbuccerà le ginocchia? Come andrà a scuola? Troverà l'amicizia, l'amore, la sua strada? Lo accompagni nelle sue tappe, lo tieni per mano passo a passo cercando di proteggerlo, di insegnargli cosa siano il "bene" e il "male"; festeggi i suoi successi, asciughi le sue prime lacrime, lo aspetti sveglia finché non senti la chiave girare. Piccoli gesti in esistenze normali, quasi banali. Poi un giorno, un qualsiasi giorno di un non qualsiasi anno, compare un linfonodo atipico e vieni travolta, perché una madre non si aspetta che il suo ragazzo si ammali a 19 anni di cancro, un cancro dal nome quasi simpatico: Linfoma di Hodgkin. Non si è mai pronti davanti al dolore, ma il dolore che ho provato quando, il 20/04/2020, mi hanno comunicato la diagnosi per Tommaso è stato devastante. Ho pensato di morire schiacciata da quel peso; ma non si muore di dolore, si impara a conviverci, perché la

Vita non è prevedibile né controllabile e, nonostante tutto e tutti, va avanti. Ogni giorno, ogni minuto, ogni secondo ti chiedi: «Perché non è successo a me?». Tuttavia non è successo a te, tu hai perso "solo" il controllo della situazione, perché il cancro non si controlla, non chiede "permesso": la malattia arriva e ti travolge, lasciandoti muto e inerme con le ossa rotte ed il cuore a pezzi. Successivamente arriva la sensazione di impotenza: l'impotenza ti uccide, ti scava dentro, ti lascia un segno indelebile e si mescola alla rabbia devastante. La rabbia è una sensazione terribile. Ti mangia lo stomaco, ti segna il viso, te la ritrovi ovunque, mentre parli, mentre mangi, mentre cammini per non morire. Camminare mi ha salvato dall'impazzire. Ho camminato per ore e ore sotto la pioggia di aprile che si mischiava alle mie lacrime, sotto il sole tiepido di maggio, a giugno, a luglio, contando le ore delle terapie. Ho camminato sotto l'afa di agosto, quando la città era deserta ed eravamo solo io e la mia rabbia. Ho camminato per ore, mentre i giorni rotolavano verso l'autunno, mentre la rabbia si trasformava in combattività, perché una madre non può farsi abbattere. Una madre deve ricacciare indietro le lacrime e vestirsi col sorriso della speranza, perché è quella che devi infondere. Una mamma deve supportare e sopportare, perché impari a vivere col dolore dentro che ti divora le viscere e ti strappa il cuore, ma devi andare avanti sorridendo. Non ho mai trattato Tommy da malato: lo era, ma non lo sarebbe stato per sempre. Tommaso si è ammalato durante la pandemia: al dolore della malattia si è unita la frustrazione di dover, sempre, attendere all'esterno, di esser lasciata al di fuori del SUO dolore, come un'estranea qualunque, come un pacco lasciato su uno scalino, come se tu non contassi niente e lui non fosse parte di te. La rabbia sale, ma tu cammini e attendi: non puoi e non devi lasciarti sopraffare. Devi frugare dentro di te, in quel groviglio di sensazioni che sei diventata, per trovare il bandolo della matassa... la pioggia della disperazione non può farti annegare. E così stringi i pugni, ti dai una spolverata per gettare lontano i cocci di un'esistenza in frantumi, abbracci tuo figlio e parti per una guerra che è diventata anche tua. Con Tommaso si è ricreato un legame forte come quello che avevamo quando era piccolissimo. Avere un figlio malato oncologico ti riporta indietro nel tempo: diventi nuovamente il suo punto di riferimento, la mamma a cui chiedere e che deve infondere sicurezza, come quando si è piccoli piccoli e si deve imparare a vivere. Ricominci ad accarezzargli la testa che brucia per la febbre, entri "piano senza far rumore" per guardarlo quando si è finalmente addormentato, gli passi la crema sulle cicatrici che gli ricorderanno per sempre la guerra combattuta, gli fai le iniezioni, gli compri gli integratori, gli prepari cibo che non procuri nausea. Ho visto mio figlio cambiare nei mesi, perdere i capelli, perdere le sopracciglia, il viso gonfio per il cortisone, il corpo scarno, segnato dalla chemio, mentre cercavo di non perderlo, guardando i suoi occhi che rimanevano pieni di speranza. Ho visto mio figlio combattere come un leone, senza un lamento, con positività, con forza. Non ho potuto prendere su di me la sua malattia, ho potuto solo accompagnarlo nella sua battaglia, giorno dopo giorno. Il momento più brutto, dopo quello della diagnosi, l'ho vissuto la mattina in cui l'ho portato a fare la prima chemio. Abitando vicino all'ospedale nel quale è in cura, abbiamo percorso la stessa strada che imboccavamo ogni giorno quando Tommy era piccolo ed andava a scuola. Passo dopo passo, mi rivedevo più giovane, con la sua manina nella mia, pieno di fiducia, di allegria, di speranza nel futuro, impaziente di riunirsi agli amici, ma in quel maggio profumato non c'erano gli amici, non c'era allegria, eravamo soli, camminando verso un qualcosa che ci terrorizzava e, nello stesso tempo, rappresentava la Speranza. Accompagnare Tommy durante gli infiniti mesi degli accertamenti, delle sale operatorie, della chemioterapia è stato un po' come rivivere i mesi della gravidanza ed il giorno della remissione, stranamente, ha coinciso con il giorno del suo ventesimo compleanno: è stata una (ri)nascita a tutti gli effetti. La ripresa stessa della normalità dopo la fine delle terapie mi è sembrata una seconda infanzia, come se Tommy stesse re-imparando a vivere da zero. Piano piano ho visto rifiorire il mio ragazzo, l'ho visto riprendersi la Vita, ridere, mangiare con gusto, riacquistare la forma fisica. La strada è lunga, l'ansia diventa una compagna di avventura, di un'avventura simile ad un irto percorso ad ostacoli e ti ritrovi a cercare di scansarne la maggior parte, in una sorta di gara contro tempo ed eventi, contro te stessa e la voglia di chinare la testa e metterti a piangere. Organizzare ti dà l'illusione di avere il controllo di una situazione come questa, che, in realtà, non hai potuto e non puoi controllare. Pur con questa consapevolezza, cerchi di trovare in ogni piccola cosa, in ogni gesto, in ogni parola, quella parvenza di normalità che sembra sfuggirti di mano, perché è la normalità, tanto bistrattata, la tua migliore amica quando il mare è in tempesta. Tuttavia ogni dolore porta con sé grandi insegnamenti e molte opportunità. Impari a vivere in un'altra ottica, ad accettare il destino e trarre vantaggio dal suo essere avverso, soprattutto comprendi quali siano gli Amici e le persone su cui puoi, davvero, contare. Io sono stata fortunata. Ho avuto dei compagni di viaggio meravigliosi: mamme di giovani pazienti, altri guerrieri e guerriere come Tommy, mio marito, i miei amici storici, le mie colleghe, mia madre, dalla quale ho imparato a non mollare mai. Siamo stati circondati da un amore infinito e non mi basterà una vita per ripagare tutti per l'affetto che ci hanno dimostrato. Una situazione come la mia non è facile da comprendere, quindi sono contenta di aver salutato anche chi è voluto scendere da questo treno in corsa. Si impara velocemente che ogni attimo è prezioso e che non vale la pena di perdere tempo dietro persone, cose, parole prive di senso ed importanza.

Non so se ne sono uscita migliore, ma son consapevole di esserne venuta fuori profondamente diversa o, meglio, sono emerse parti di me che non credevo possibile esistessero. Adesso conosco la mia Forza e conosco quella di Tommaso. Il percorso è ancora molto lungo, ma lo percorreremo ancora insieme e con tutti coloro che ci sono stati accanto. Non esiste una ricetta magica per sopravvivere ad uno tsunami come quello che il cancro rappresenta, ma possiamo far sì che l'immobilità del dolore si trasformi nel vivere appieno le battaglie e l'esistenza. Per quanto si cerchi di pianificare tutto, la Vita rimane imprevedibile ed imprevista, ma è pur sempre un viaggio meraviglioso. Sii lucido. Cammina passo per passo. Vivi l'attimo.

Sursum corda e buona Vita.

Rossella

Tutto l'amore che ho

"Vivere e sorridere dei guai così come non hai fatto mai

e poi pensare che domani sarà sempre meglio"

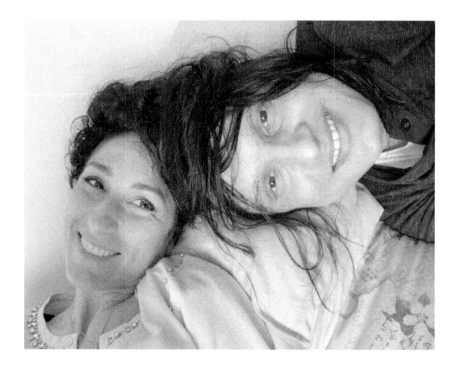

Novembre 2018, ti ho accompagnato all'aeroporto su quell'aereo che ti avrebbe portato lontano da me. Ha così inizio il nostro percorso linfopalloso. Dicembre, come un regalo di Natale anticipato, la conferma: Linfoma di Hodgkin; esito ricevuto tramite una telefonata. «Ho un tumore, uno dei più curabili» mi hai detto, con un tono che sapeva di consolazione. Non è stato un percorso facile e lineare, anzi tutto il contrario, il tuo amichetto non vuole abbandonarti, si è affezionato, come dargli torto? Periodi bui, scuri, neri. Amici volatilizzati, alcuni per paura, altri perché ormai da te non potevano avere più niente, molto vicini solo per essere aggiornati tipo cronaca rosa e pochi, pochissimi, i più importanti, rimasti lì dove li avevi lasciati il giorno prima, pronti a tenerti la mano per entrare in questo tunnel chiamato speranza.

Amici, già, quelli veri, quelli che non andranno mai via, quelli che capiscono anche i tuoi silenzi, che non si stancheranno mai di ascoltare; amici, fratelli che sentirai sempre al tuo fianco, anche a km di distanza, perché si trovano lì ad un passo dal tuo cuore. Mille domande tutte senza risposta: ce la farò? Riuscirò a dargli il supporto che merita? E quando lo vedrò lì con i tubicini nel braccio, riuscirò a non piangere?

La mia risposta è stata sì, ci riuscirò, ce la devo fare per aiutarlo a tornare a casa insieme, distrutti, ma vincitori. In quel momento tutti i tuoi sogni e i tuoi obiettivi ti passano davanti, ti guardano, ti salutano, ma non è un addio, no, solo un arrivederci a chissà quando, vengono solo posticipati di un po'.

3...2...1... siamo pronti, si parte.

Da qui inizia a cambiarti il quotidiano e te ne rendi conto anche da semplici domande. Si passa da «Amore, che facciamo oggi?» ad altre tipo: «Che giorno è? Martedì? Allora facciamo colazione, prendi l'antibiotico e di corsa a fare le analisi, poi andiamo a fare di nuovo colazione (dopo le analisi è d'obbligo), torniamo a casa e aspettiamo che ci chiamino per la visita. Poi? Ovvio, ci facciamo una bella terapia e per dessert un cocktail di compresse, poi tutti a nanna.» La "normalità" sarà questa per un po' e noi ce la facciamo piacere così. Ho imparato termini medici di cui ignoravo l'esistenza, a tenere per me tante emozioni contrastanti, a mettere da parte molte cose inutili e soprattutto a guardare in faccia la malattia senza farmi sopraffare dalla paura (in realtà la paura c'è, ma non facciamoglielo sapere). Ho conosciuto diverse persone in un gruppo di messaggistica istantanea che mi hanno dato inconsapevolmente un grande supporto, un gruppo di "pazze persone positive" dalle quali c'è solo da imparare, con una voglia matta di ridere e pronte a spendere una parola di conforto e anche di più quando serve. Un gruppo di storie diverse tra loro, con un unico obiettivo comune: rispedire a casa l'intruso nel più breve tempo possibile. Si dice che la malattia è di chi ce l'ha ed è ver,o ma, parlando da zainetto, come io adoro definirmi, posso assicurarvi che scombussola un'intera famiglia, alle volte anche più di una, che

329

comunque fa l'impossibile per strapparti anche solo un piccolo sorriso. Quella famiglia che ti supporta, che capisce i tuoi sbalzi d'umore, che prova a consigliarti, che ti vede stare male accorgendosi che quella luce che ti brillava negli occhi lentamente si sta spegnendo ma che, nonostante la sofferenza che involontariamente le stai causando, è sempre lì pronta a spingerti a non mollare mai.

Per questo a loro va il mio grazie più grande. Ci è voluta anche una pandemia a livello mondiale a metterci il suo zampino; sfide su sfide stanno mettendo a dura prova il nostro rapporto, tanto che la domanda è d'obbligo: a che livello di difficoltà siamo arrivati? E il livello finale quanto è ancora lontano? È dura essere distanti più di 800 km per più di un anno, ma ce la stiamo cavando abbastanza bene. I momenti no non sono certamente mancati e in questo periodo abbiamo anche discusso e litigato, ma abbiamo sempre provato a non farci mancare il nostro supporto anche quando arrivavano le notizie negative che continuavano a spegnerci. Queste ultime sono state nostre compagne di viaggio, ma tu le hai sapute incassare sempre abbastanza bene, tanto da darmi ogni volta un motivo per non abbattermi. Tempi bui dove tu hai sempre portato il sorriso, gioia dove c'era solo da piangere, iniziative di ogni genere per non far pesare la situazione a nessuno; allegria e similspensieratezza non ti hanno mai abbandonato. Nessuno ha detto che sarebbe stato facile, ma sicuramente non impossibile. A due anni di distanza, e dopo un autotrapianto, non abbiamo ancora risposte certe, ma continuiamo a credere che tutto potrebbe finire da un momento all'altro perché le cose belle arrivano così... all' improvviso. 29 aprile 2021 piccoli spiragli di luce, siamo in follow up; già, siamo, perché quando arriva una notizia così bella riprende a battere il cuore e ricomincia una nuova vita!

Ah, dimenticavo... sono *Eleonora,* la compagna del mio supereroe preferito che risponde al nome di Salvatore.

Eleonora

Prima e dopo

"Una freccia può essere scagliata solo
tirandola prima indietro. Quando la
vita ti trascina indietro con le
Difficoltà, significa che ti sta per
lanciare in qualcosa di grande.
Concentrati e prendi la mira."

-Dalai Lama

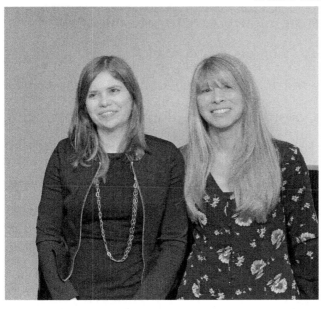

Ho sempre ritenuto che alcuni avvenimenti della vita traccino una sorta di linea immaginaria tra il prima e il dopo, tra chi eravamo e chi siamo diventati. Il 2020 non era iniziato nel migliore dei modi, con la pandemia che ancora ci accompagna e che aveva catturato le nostre attenzioni, le nostre preoccupazioni; era qualcosa con cui non ci eravamo mai confrontati, ma non avevo preventivato che nel corso dell'anno un'altra importante sgradita sorpresa ci avrebbe atteso. Un tempo credevo che tutto avvenisse per un motivo preciso, ora no: credo che possiamo dare noi un senso a ciò che ci accade, cercando di trarre del buono anche da esperienze negative che, nostro malgrado, dobbiamo affrontare. La possibilità di condividere parte delle nostre strade con altri e di supportarci a vicenda, ne è sicuramente la dimostrazione. A luglio, dopo mesi di restrizioni, stavamo per riappropriarci, almeno in parte, di quella normalità quasi dimenticata. Quando si sono riaperti i confini nazionali, con mio marito non ho avuto dubbi, saremmo rimasti in Italia. Beatrice e Giorgio si sarebbero concessi un po' di giorni sulle amate Dolomiti. Con Bea non ci saremmo viste per 3 settimane, quasi un "addio" tanto desiderato, oserei dire, dopo la forzata convivenza.

Dopo quel periodo di tanto atteso svago, il 25 luglio ci siamo ritrovate con una rinnovata energia che le vacanze sanno donare, e che lo scorso anno assunse un valore davvero particolare. Domenica (26 luglio), prima di coricarsi, Beatrice mi si avvicinò dicendo: "Ho un problema". Questa frase, nella mia famiglia, ha sempre segnato l'inizio di una salita. Avvertii nettamente un pugno nello stomaco: "Giorgio mi ha detto che ho il collo un po' gonfio". La guardai, le spostai i lunghi capelli, e, in effetti, notai come lo fosse. Chiesi da quando, ma non si sapeva, difficile dirlo, con i capelli, i vestiti coprenti utilizzati in montagna.

Ci sono momenti in cui il tempo "si congela", anche se è luglio, anche se ci sono più di trenta gradi.

"Sicuramente è un linfonodo gonfio, domani senti subito il medico". Non era certo la prima volta che a Beatrice si gonfiavano i linfonodi, ma sempre per motivi reattivi, probabile lo fosse anche questa volta.

Il giorno successivo, il nostro medico prescrisse un'ecografia urgente. Alla sera stessa, contattò telefonicamente Bea: ci voleva vedere l'indomani. Ricordo quelle ore, avevo alcuni impegni importanti da portare a termine: è lì che ho avvertito nettamente la linea di demarcazione tra "prima" e "dopo". I pensieri iniziarono a girare vorticosamente nella testa, senza alcun filo logico.

Mercoledì (29 luglio) entravamo per la prima volta nel reparto di ematologia dell'ospedale Valduce di Como e facemmo la conoscenza di uno degli ematologici che avrebbe poi seguito Beatrice in questo cammino e che, con molta serenità, dopo una prima valutazione, ci disse che avremmo potuto avere a che fare con un Linfoma di Hodgkin, ma solo una biopsia avrebbe confermato o meno. Ricordo che avrei voluto chiedere e chiedere ancora, ma le parole restavano bloccate nella mente e non riuscivo a pronunciarle.

Il 31 luglio era il compleanno di mio papà, 80 anni; avevamo programmato da tempo quella serata di auguri e non la avremmo rovinata: non dicemmo nulla e sfoderammo i nostri migliori sorrisi. Tra le foto scattate quella sera, ce n'è una che rimarrà sempre nel mio cuore: Beatrice, io e mia sorella Roberta, che sapeva.

Quando la guardo, rivivo i sentimenti di quella sera e provo una profonda emozione. Nei giorni successivi, furono effettuati gli esami utili a delineare il quadro clinico.

Delle notti che seguirono, ricordo, anzi, sento ancora oggi, il peso del risveglio, di quel momento in cui si riprende contatto con la realtà. Avrei desiderato non giungesse mai quel momento: ci sono state mattine in cui non aprivo gli occhi e pensavo con tutta me stessa: "Fa' che adesso io sparisca, per favore fa' che mi riaddormenti per sempre." Non avevo mai avuto

337

pensieri simili, neppure nei momenti più bui della mia vita. Poi, come una scossa, mi rendevo conto che no, non potevo "riaddormentarmi", dovevo stare sveglia per lei, per entrambi i miei figli e, come se avessi avuto un bilanciere sulle spalle, mi alzavo, con tanta, tanta fatica.

Il giorno peggiore di quel periodo e, al momento, direi forse il momento più brutto che abbia vissuto, è stato quando Bea, a distanza di qualche giorno dalla biopsia, ricevette dall'ospedale una telefona alla quale non fece in tempo rispondere e non riuscì a ricontattare in giornata i medici di riferimento. Quella telefonata era arrivata troppo presto rispetto i tempi previsti.

Che significava quell'urgenza? Stavamo parlando di qualcosa di molto peggio di un linfoma? E' stato forse l'unico momento in cui capii di non essere in grado di gestire la situazione, la mia mente non riusciva a contenere i pensieri. Ringrazio mia sorella per avermi supportato in quei tragici momenti. Poi, a breve, giunse la notifica relativa alla prenotazione di una visita ematologica che fece da contenimento alla disperazione: forse era davvero un linfoma. I pensieri, per quanto brutti, riuscirono a trovare nuovamente una loro collocazione.

Il 19 agosto, quattro giorni dopo il 26° compleanno di Beatrice, avevamo diagnosi e relativa previsione di terapia: linfoma di Hodgkin classico scleronodulare, chemio ABVD e radioterapia. Rimaneva da conoscere la stadiazione che arrivò poco prima dell'inizio delle terapie: II A.

Non avrei mai pensato che un giorno avrei accolto una diagnosi di linfoma quasi con sollievo. In due mesi la vita della mia famiglia era stata stravolta; le settimane che precedono una diagnosi importante, penso siano sempre devastanti: pensieri, sensazioni, paure, speranze. Eravamo a settembre, mia figlia stava per iniziare una chemioterapia e la seconda ondata di COVID-19 bussava alla porta. Ricordo di avere pensato che anche quell'autunno e quell'inverno, prima o poi sarebbero terminati, ci avrebbero forse messo in ginocchio, ci avrebbero piegato, ma l'importante era non farsi spezzare.

Mi piace credere non sia stato un caso che questa chemioterapia sia iniziata in autunno, una stagione che coccola, che avvolge e dolcemente concilia il riposo, non solo del corpo. Banalmente credo che se avessi affrontato questo cammino in primavera, sarebbe stato sicuramente più difficile "rendere mio" questo percorso, familiarizzare con questo dolore, in modo da poterlo accogliere ed essere in grado poi di accompagnarlo verso l'uscita e lasciarlo andare.

Un familiare, un genitore, una persona cara, possono accompagnare, affiancare, supportare, ma mai conoscere sino in fondo i pensieri di chi è protagonista del cammino. La notte precedente la prima seduta di chemio, penso non si scordi mai. Accompagnai Beatrice verso la sua "prima volta" il 21 settembre. L'attesa, il prelievo, la somministrazione. E' difficile descrivere il momento in cui osservi tua figlia che sta per recarsi a ricevere la prima terapia, è difficile descrivere la sensazione che si prova quando la rivedi più tardi.

Nelle successive sedute, potei stare con Bea solo sino all'ingresso della struttura ospedaliera: l'aggravarsi della seconda ondata di COVID-19 rese inopportuna qualsiasi altra scelta, ma in quelle ulteriori 7 mattine, il mio pensiero e soprattutto la mia anima erano con lei. Aspettavo con ansia il messaggio: "Farmaci finiti. Lavaggio e dimissioni." Ci rivedevamo dopo qualche ora: scambio di sguardi, silenzio, malessere: sempre simili, ma fondamentalmente diversi. Fortunatamente non ci furono "incidenti di percorso" nei tre mesi successivi e, per quanto possa suonare strano, devo dire che "filò tutto liscio". Il Natale era alle porte e l'insolito clima di sobrietà che si respirava era, in un certo senso, in sintonia con il mio stato d'animo. Il Natale portò il "regalo" dell'ultima seduta di chemio. La fine di quel nefasto 2020 non potè che essere accolta a braccia aperte.

Bea è stata bravissima durante quei 3 mesi, ha affrontato ogni difficoltà come una leonessa. Chissà anche che tutte quelle punturine nella pancia non abbiano migliorato la sua fobia degli aghi.

Nel rileggere quanto sin qui scritto, mi sono resa conto che nel ripercorrere mentalmente l'ultimo anno, solo ora mi sono ricordata di un particolare che forse in modo superficiale, o forse semplicemente come mamma, temevo: la perdita dei capelli. Beatrice aveva i capelli lunghi, io amo i capelli lunghi. Ricordo che una sera, all'inizio di questa avventura, glieli accarezzavo e pensavo. Ed è avvenuto tutto quasi in modo naturale: quando è stato il momento, Bea è rincasata un giorno con i capelli corti. Non li ha mai persi totalmente, i suoi bei lineamenti e i copricapo invernali hanno fatto il resto. Non conosco quali siano state le sue sensazioni, non le ha esternate e ho rispettato questa scelta.

A fine febbraio è stato il momento della radioterapia. Difficile trovare parole adeguate. A dire il vero, quando ripenso a quelle settimane, provo una sensazione di vuoto. Ho tentato di dare una spiegazione, senza riuscirci: a volte bisogna semplicemente accettare che gli avvenimenti esterni, la stanchezza, ci "svuotino", anche dai pensieri; forse è una inconsapevole "strategia di sopravvivenza", un "non vivere" per poter vivere.

Per la prima volta, l'ho vista davvero sconsolata: sono stati giorni difficili. Ero preparata, ma forse non sufficientemente. Con la fine della radioterapia, giunse anche la primavera, l'ondata di Covid iniziava a calare, i vaccini stavano diventando sempre più disponibili: laggiù una piccola luce. Una sorta di normalità ci ha accompagnato in quest'ultimo periodo, lei ha ripreso le sue attività e io ad arrabbiarmi di tanto in tanto per il lavoro; qualche pensiero è andato anche alle vacanze. La certezza che la nostra famiglia non sia quella di un anno fa, non mi abbandona; sarebbe troppo facile dire

343

"migliore" o "più forte", mi limito, al momento, a dire "differente", con un'esperienza importante in più.

2 GIUGNO 2021 scrivo queste parole in "tempo reale": domani Beatrice avrà la PET di controllo a distanza di poco più di cinque mesi dall'ultima chemio e 3 dalla fine della radio. Inutile sottolineare l'importanza che avrà l'esito di questo esame. La paura è tanta, ma anche la speranza, così come la consapevolezza della propria impotenza: l'unica certezza è che qualsiasi gioia, qualsiasi dolore, qualsiasi attesa di Bea, saranno la mia gioia, il mio dolore, la mia attesa. E' iniziato il nostro "dopo".

Amo da sempre andare per montagne dove ho imparato il valore della fatica, a dare un senso alle salite e a "vivere" il percorso; rivolgo un pensiero e un ringraziamento a tutti coloro che sono stati e saranno presenti lungo il nostro cammino.

Antonella

In memoria di Alessandro e Antonio

Caminante, son tus huellas el camino, y
nada más; caminante, no
hay camino, se hace camino al andar.

*(Viandante, sono le tue impronte il
cammino, e niente più;*
*viandante, non c'è cammino, il cammino si
fa andando)*

"E allora il guerriero prese la sua armatura, la indossò e mise un paio di ali, le più belle. Così spiccò il volo almente in alto che nessuno potè fermarlo."

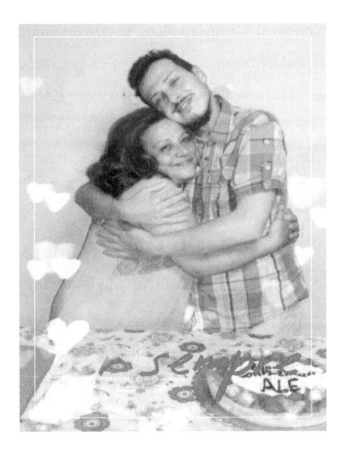

Mi chiamo Maria Grazia Ventriglia, nel 2019 ho perso mio figlio Alessandro di soli 31 anni, dopo quasi 6 anni di malattia, a causa del Linfoma di Hodgkin. È stato curato all' inizio all'Ospedale di Pescara per un anno, poi a Perugia, in un buon centro ematologico. Il mio rapporto con la malattia è stato duro, l'ho combattuta sempre a fianco di Alessandro. Non abbiamo mai mollato, nonostante tutto. Avevamo altri problemi: mio marito rimasto senza lavoro a causa della legge Fornero, il mutuo non più pagato, perché quando rimani senza stipendio o mangi e paghi le bollette o non arrivi. Mentre Ale iniziava la sua guerra per vivere, l'altra nostra figlia, Barbara, per il dispiacere s'è ammalata di anoressia grave. E così mi sono ritrovata a dover fronteggiare due mostri che avrebbero potuto portare via i miei ragazzi. Nel primo anno, il 2014, le cure le abbiamo fatte a Pescara. Lì, per la prima volta ho conosciuto Casa Ail. Vi assicuro che quando stai giornate intere, dal mattino presto alla sera in ospedale per terapie, chemio, esami, analisi ecc, sapere che dopo puoi rilassarti in un posto dove ti senti a casa, è meraviglioso.

Lì puoi cucinare nella cucina ben attrezzata come se fossi a casa, fare due chiacchiere con gli altri ospiti, chiedere consigli, condividere le tue preoccupazioni.

Purtroppo il linfoma non è regredito, anzi, e così da Pescara ci siamo trasferiti a Perugia, dove mi avevano assicurato che il centro ematologico fosse all'avanguardia. E qui iniziò un'altra avventura, piena di dubbi e paure, ma anche tanta speranza. Quella di farcela e tornare a vivere una vita normale, serena. Nel 2015, Alessandro fece un autotrapianto di cellule staminali, che fu difficile, doloroso, ma sembrava aver avuto effetto sul male. Fece altre chemio, 30 sedute di radioterapia, ma all'improvviso la bestia ritornò più forte di prima. Purtroppo lui era refrattario a chemio e radio. Si ammalò di herpes zoster alla vescica, portò il catetere per mesi, dolori tremendi, antibiotici, farmaci di tutti i generi. Qui a Perugia, non avendo più armi per combattere, ci consigliarono di andare a Bologna dal Prof. Z., Ospedale Sant'Orsola.

E ricominciò tutto da capo.

Lì iniziò una cura americana sperimentale. Da qui, l'Ail di Bologna diventò la nostra seconda casa. Ogni 18/21 giorni eravamo loro ospiti. In tutto siamo andati su per 19 mesi. Arriviamo ad Aprile 2017, la cura per 3 volte aveva mandato in remissione la malattia, che però ritornò poco dopo. Per questo ad un certo punto i medici sospesero tutto e ritornammo a casa. Tutte le ragazze di Casa Ail in quei mesi sono state stupende, i volontari ci hanno tenuto compagnia nei pomeriggi lì, cucinando, facendo torte, il tè con i biscotti fatti in casa e tante chiacchiere e risate. Ho conosciuto tante persone malate con i loro familiari, mamme, papà, mogli, sorelle, mariti. Ognuno con la sua storia di dolore ma anche di gioia e voglia di vivere. In tanti ce l'hanno fatta, altri no. Con molti di loro sono ancora in contatto, ci telefoniamo e ci sentiamo spesso. È lì che si vive la vera vita, quella che non tutti conoscono.

Tornati a Perugia, decisero per il trapianto da donatore, che sono stata io. Quanta speranza dentro quella sacca con il midollo dentro. Ho cercato di dare a mio figlio la vita una seconda volta.

Non è servito. Dopo 25 mesi, a Giugno 2019 Ale è volato via per sempre. Il linfoma ha vinto. Si sono manifestati due tipi di rigetto, cutaneo e polmonare. Le conseguenze delle grosse dosi di chemio hanno mandato in necrosi le ossa degli omeri e delle anche. Ale ha vissuto parecchi mesi sulla sedia a rotelle. I suoi polmoni erano invasi, il cuore era devastato. Hanno deciso di sedarlo profondamente perché non respirava più ed aveva capito che stava morendo soffocato. Così si è addormentato tra le nostre braccia.

Ecco, questa è la storia di un ragazzo che voleva vivere e diventare anziano. Ora lui riposa qui con noi dentro un'urna, per sempre accanto a chi lo ha amato.

A chi ancora combatte contro questa malattia e a chi è guarito auguro tanta salute e serenità. Sono le uniche cose che contano nella vita. Credetemi.

La mamma di Alessandro Trozzi

Maria Grazia Ventriglia

Al andar se hace camino, y al volver la vista atrás se ve la senda que nunca se ha de volver a pisar.

(Andando si fa il cammino, e nel rivolger lo sguardo ecco il sentiero che mai si tornerà a rifare)

Dolce Antonio,

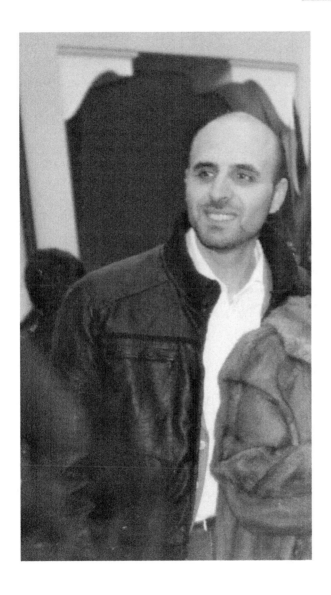

Ci sono assenze impossibili da colmare. Nostro amico di trincea, i nostri cuori sono uniti per ricordarti e ricordare i tuoi occhi buoni e attenti.

Occhi che hanno sicuramente donato tanto amore a chiunque ti conoscesse.

Grazie per il tuo impegno per il sociale attraverso associazioni antimafia, hai reso questo mondo un luogo migliore. Un ringraziamento speciale alla tua famjglia e alla tua mamma Luisa, alla quale mandiamo il nostro più affettuoso abbraccio. Ogni giorno ci dona la forza necessaria per affrontare le nostre difficoltà, le nostre paure, le nostre domande, ma sempre pronta a gioire anche dei nostri successi. Che la tua anima così buona ed elegante sia un esempio per tutti.

Buon viaggio Antonio, la tua lotta non sarà mai dimenticata.

Caminante, no hay camino, sino estelas
en la mar.

*(Viandante, non c'è cammino, soltanto scie
sul mare.)*

-Antonio Machado . Caminante, no hay camino

Ringraziamenti

Sento di ringraziare tutte le persone che hanno sin da subito sostenuto questo progetto.

Ci abbiamo lavorato tutti insieme, per mesi.

Vi ringrazio sentitamente per avermi supportata e sopportata.

In particolare ringrazio tutte quelle persone che hanno deciso di mettersi in gioco e raccontarsi, per riscoprire, poi, che scrivere fa davvero bene all'anima.

Inoltre, tutto il meraviglioso gruppo "L-Factor" che ha seguito i miei sondaggi per la scelta del titolo e i miei scleri per l'impaginazione.

Un pensiero particolare va alle ragazze che hanno collaborato con me nella sistemazione e correzione bozze:

365

Ema, sempre impeccabile e un aiuto prezioso per mettere ordine nella mia testa;

Kris, che dietro le quinte, con determinazione e voglia di fare, ci ha creduto tanto. Ti ringrazio e ti stimo per la tua schiettezza e la grinta, nonostante tu fossi ancora sotto terapia;

Sara, instancabile lavoratrice che, nonostante ciò, è sempre stata presente e di supporto. Grazie per essere sempre la persona che ci fa ridere e sorridere, anche quando non tutto va benissimo;

e Jlenia, presente e disponibile nonostante tutto e che correggeva le bozze anche quando era il suo giorno di terapia.
Grazie di cuore, siete state un aiuto prezioso e lavorare con voi è stato meraviglioso.

Un ultimo ringraziamento va a Marina: sempre dolce e disponibile, grazie per averci aiutate a revisionare tutto.

Ringrazio tutti i maggiori centri di Ricerca italiani, l'AIL, ADMO, che ogni giorno lottano con e per i pazienti.

Infine, ma non per importanza, ringrazio le mamme che hanno deciso di dedicare un pensiero ai figli che non ci sono più.

Questo mi ha fatta sinceramente commuovere ed è per questo che dedichiamo il libro a loro, affinché il ricordo rimanga sempre vivo.

Sitografia

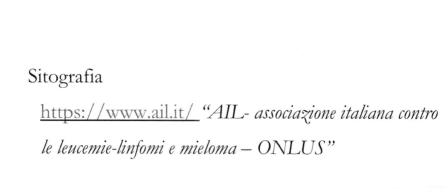 *"AIL - associazione italiana contro le leucemie-linfomi e mieloma – ONLUS"*

https://siematologia.it/ *ADMO – Associazione Donatori di midollo osseo*

Printed in Great Britain
by Amazon

85510450R00212